Veröffentlichungen aus der
Forschungsstelle für Theoretische Pathologie
(Professor Dr. med. Dr. phil. Dr. h. c. H. Schipperges)

der Heidelberger Akademie der Wissenschaften

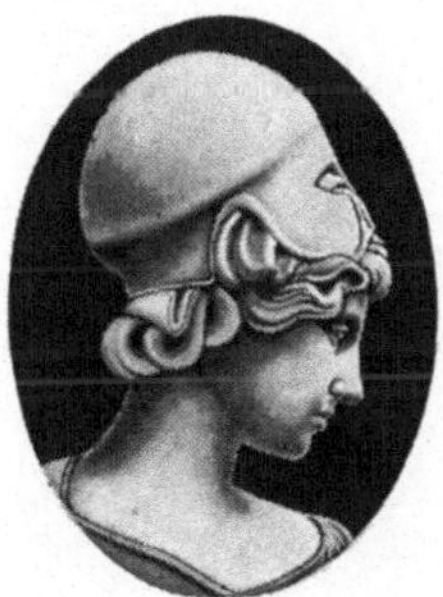

W. Doerr   G. B. Gruber

Problemgeschichte kritischer Fragen

Angeborene Herzfehler
Schlagaderdifformitäten – Krankheitsbegriff
Homologieprinzip – Ethik

Mit 65 Abbildungen

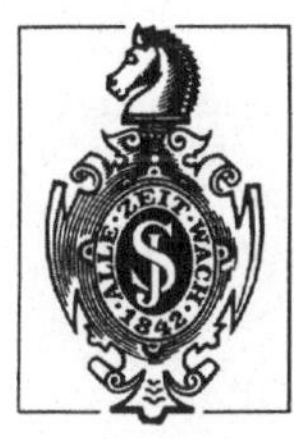

Springer-Verlag
Berlin Heidelberg New York
London Paris Tokyo

Prof. Dr. Dres. h. c. Wilhelm Doerr
em. Direktor des Pathologischen Instituts
der Universität Heidelberg
Im Neuenheimer Feld 220–221, D-6900 Heidelberg

Prof. Dr. Dres. h. c. Georg Benno Gruber †

ISBN-13:978-3-642-83209-3   e-ISBN-13:978-3-642-83208-6
DOI: 10.1007/978-3-642-83208-6

CIP-Kurztitelaufnahme der Deutschen Bibliothek
Doerr, Wilhelm: Problemgeschichte kritischer Fragen: angeborene Herzfehler,
Schlagaderdifformitäten, Krankheitsbegriff, Homologieprinzip, Ethik/
W. Doerr; G. B. Gruber. – Berlin; Heidelberg; New York; London; Paris;
Tokyo: Springer, 1987
(Veröffentlichungen aus der Forschungsstelle für Theoretische Pathologie der
Heidelberger Akademie der Wissenschaften)
ISBN-13:978-3-642-83209-3

NE: Gruber, Georg B.:

Einband: J. Schäffer GmbH & Co. KG, Grünstadt – 2125/3140-543210

Inhaltsverzeichnis

Vorbemerkung

Über einige Beispiele sogenannter Problemgeschichte im Feld der Pathologie

Wilhelm Doerr

Im Jahre 1960 haben Herr Professor SCHIPPERGES und ich zum ersten Mal um eine „Theoretische Pathologie" gerungen. Heinrich SCHIPPERGES ging es vorwiegend um die historisch-philosophische Klarstellung der Begriffe Krankheit und Gesundheit, Pathologie und Therapie, ja um die Konturierung einer Medizin der Zukunft. Mir war es wesentlich darum zu tun, im Rahmen meines „erlernten" Berufes nach Kräften dazu anzuregen, *neben* den praktischen Pflichten des diagnostischen Alltags wieder mehr, als in den vergangenen Jahren üblich, an die geistigen Grundlagen der Krankheitsforschung zu erinnern.

Der innere Auftrag, derlei Gedanken zu dienen, ist ein überindividueller. Er sollte in jeder Generation aufgegriffen und mit den jeweiligen Mitteln ihrer Zeit gepflegt werden.

Ich lege heute sechs Beiträge vor. Die Beiträge der *ersten Gruppe* gehören in das Repertoire der pathologischen Anatomie, betonen aber bewußt die historische Weiterentwicklung der jeweils angesprochenen Problemlage. Die Beiträge der *zweiten Gruppe* werden eingeleitet durch einen nachgelassenen Aufsatz von Professor Georg Benno GRUBER, der zugleich an diesen uneigennützigen Förderer unseres Faches, den akademischen Lehrer höchsten Ranges, den väterlichen Freund erinnern möchte. Es folgt der Versuch, einen genialen jugendlichen Forscher zu charakterisieren, der ganz auf sich gestellt einen wissenschaftlich ernstzunehmenden Weg auf dem Felde der vergleichenden Anatomie gefunden hatte. Der Band wird durch einen Essay über Fragen der Ethik, – Ethik aus der Sicht des Pathologen –, abgeschlossen.

Ordnungsstrukturen bei angeborenen Herzfehlern

Heinrich Bredt und die Lehre von der antimeralen Atrophie

Wilhelm Doerr*

Als HEINRICH BREDT, der langjährige Präsident der Akademie der Wissenschaften und der Literatur zu Mainz nach gründlicher naturwissenschaftlicher Vorbereitung (1931) in die Wunderwelt der angeborenen Herzfehler eintrat, spielten klinisch-diagnostische und eingreifende therapeutische Fragen keine Rolle. Das Feld gehörte ganz und gar der Morphologie, vielleicht auch der Konstitutions- und der Erblehre. Es war damals selbstverständlich, daß der angehende Pathologe, indem er sich eines komplexen Feldes bestimmt-charakterisierbarer Störungen bemächtigte, die Literatur von fast 100 voraufgegangenen Jahren durchforstete. Ich erinnere an die Großen der Zeit vor HEINRICH BREDT (Abb. 1):

Carl von Rokitansky
1804—1878

Sir Arthur Keith
1866—1944

Gotthold Herxheimer
1872—1935

Johann G. Mönckeberg
1877—1925

Abb. 1. Die „Eckpfeiler" der Materialsammlung

ROKITANSKY hatte 1875 sein epochemachendes Werk „Die Defekte der Scheidewände des Herzens" vorgelegt, Sir ARTHUR KEITH, jener glänzende vergleichende Anatom und Anthropologe, hatte durch eine ganze Reihe von Untersuchungen (1904, 1906, 1907, 1910) diejenigen Strukturen des Wirbeltierherzens erarbeitet, deren Kenntnis eine wesentliche Voraussetzung für die Beurteilung der Lehre BREDTs von der antimeralen Atrophie des primär paarig angelegten Herzrohrs darstellt.
GOTTHOLD HERXHEIMER brachte 1908 eine bewunderungswürdige Zusammenstellung der häufigeren Herzmißbildungen und deren quantitativer Korrelationen in ERNST SCHWALBES Handbuch, und JOHANN GOTTFRIED MÖNCKEBERG hatte 1912 einen Atlas der Histotopographie der mißgebildeten menschlichen Herzen als Beitrag zur Kenntnis des Atrioventrikularsy-

---

* Vortrag aus Anlaß der Feier des 80. Geburtstages des Prof. Dr. HEINRICH BREDT, Mainz, am 01. Februar 1986.

stems, 1924 in HENKE-LUBARSCHs Sammelwerk auf 200 Seiten die aktuelle Debatte über „Formdeutung und Entstehung des mißgebildeten Herzens" ausgebreitet.

Es war selbstverständlich, daß man damals die wesentlichen Ergebnisse der genannten Abhandlungen intus hatte. Das änderte sich, als die in zwei feindliche Lager zerfallene Wiener Anatomenschule durch gedankenreiche, aber sehr kontroverse Arbeiten hervortrat (Abb. 2).

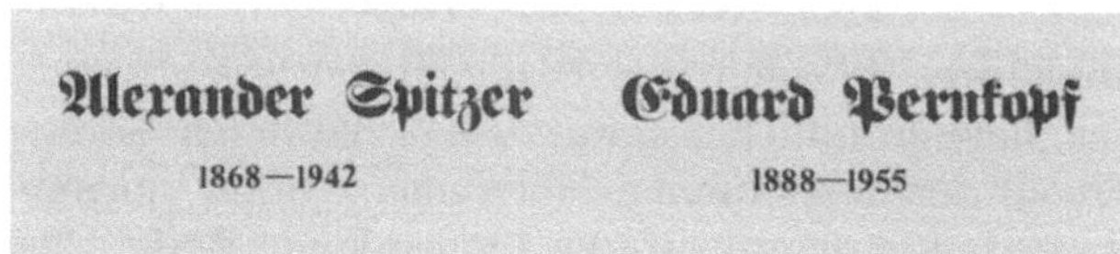

Abb. 2. Die historischen „Antagonisten" der Wiener Schule

Ich meine die Studien von ALEXANDER SPITZER (1923) und EDUARD PERNKOPF (1933). SPITZER, aus der Schule von TANDLER, war der phylogenetischen Betrachtung verpflichtet, PERNKOPF (aus der Schule von HOCHSTETTER) und sein Schüler WILHELM WIRTINGER bemühten sich, durch ungemein sorgfältige embryologische Arbeiten die formale Gestaltwerdung bestimmter Abschnitte des embryonalen Herzens (vorwiegend beim Schwein) aufzuklären.

Die Schwierigkeiten rührten daher, daß die Autoren in einer eigenen Begriffswelt lebten und sich einer sehr besonderen Sprache bedienten. Um in der mir zugestandenen Zeit einigermaßen deutlich machen zu können, worin die bleibende Leistung der Bemühungen des Jubilars liegt, bitte ich um Erlaubnis, in sehr bewußter Vereinfachung

A) die Vorgänge der *Herzentwicklung* skizzieren,
B) den *Schauplatz* bezeichnen zu dürfen, auf dem sich die von HEINRICH BREDT liebevoll herausgestellten besonderen Ereignisse abspielten, und es mir zu gestatten, einige Kern- und Mahnsätze aus den Schlüsselarbeiten vorzutragen, also in Ihr Gedächtnis zurückzurufen.

Zu A): Unser Herz ist *metameral* gegliedert, und es ist *antimeral* gebaut. Es bedient *zwei* Kreisläufe in *einem* Arbeitsgang, dabei sind diese, d.h. großer und kleiner Kreislauf *parallel* und *hintereinander* geschaltet.

Unser Herz arbeitet *rhythmisch,* also mit bestimmten Beschleunigungen und Verlangsamungen.

In der Wirbeltierreihe besteht, ganz allgemein gesprochen, eine Tendenz zur fortschreitenden Metamerisierung der Herzanlage (Abb. 3). Bluttransport sowie Art und Ort der Sauerstoffaufnahme stehen in einer inneren Beziehung.

Mein langjähriger früherer Mitarbeiter Professor KLAUS GOERTTLER hat dies in seiner Habilitationsschrift (1958) ausgezeichnet dargestellt und 1963 in eine neue Form gebracht (Abb. 4). Wenn man das Wesentliche herausstellen soll, darf man sagen: Indem das Herz als muskuläres, einer mechanischen Leistung verpflichtetes Organ eine Veränderung seiner Gestalt erfahren mußte, nämlich von einem rohrartigen Gebilde zu einer gestauchten Schleife umgewandelt wurde, trat ein bemerkenswerter Vorgang ein: Die Blutstromfäden fingen an, einander spiralig zu umschlingen (Abb. 5). Die Folge hiervon war die Austauschschaltung der beiden Kreisläufe. Was der Körperkreislauf an Blut fördert, muß der

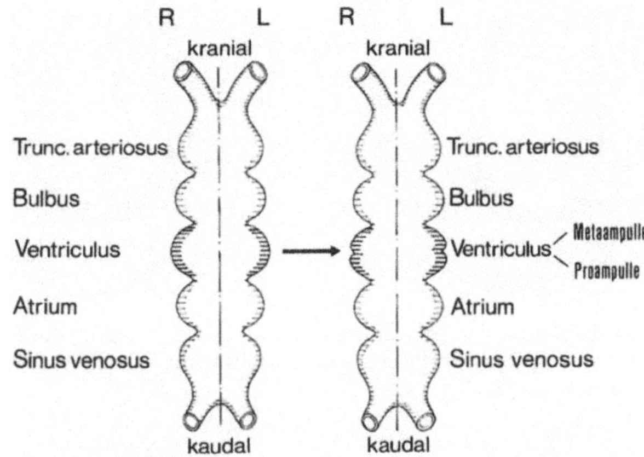

Abb. 3. Die progressive Metamerisierung der primitiven Herzanlage

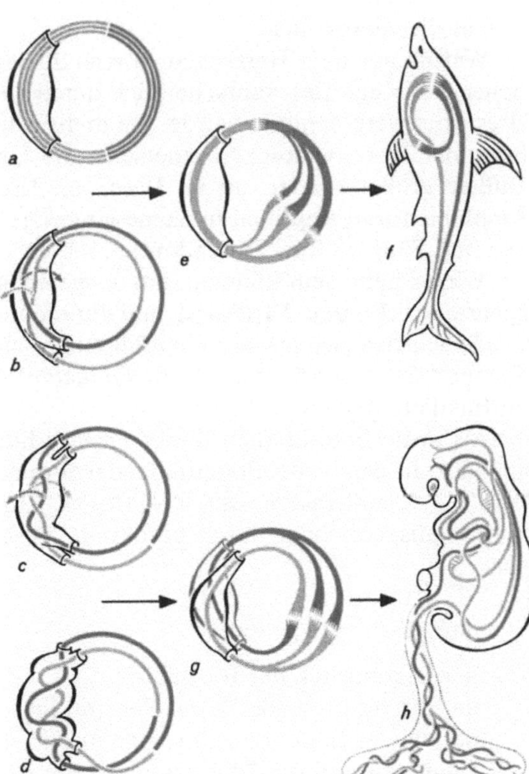

Abb. 4. Schema der Blutstromführung im Wirbeltierkörper, nach KL. GOERTTLER (Zwanglose Abhandlungen H. 3, S. 16, 1958; Stuttgart: Gg. Thieme)

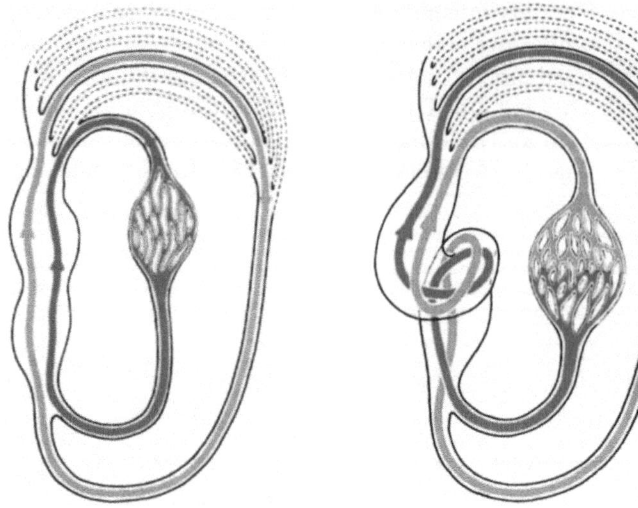

Abb. 5. Sobald das primär gerade und gestreckt angelegte Herz zur Schleife gefaltet wird, entsteht eine Spiralisierung der Blutstromführung. Nach W. DOERR, *1967*, Jahresversammlung der LEOPOLDINA, Halle

Lungenkreislauf auf den ml genau aufnehmen und auch weitergeben, sonst stimmt die Bilanz nicht.

Warum aus dem Herzschlauch eine Schleife werden mußte, wissen wir nicht sicher. Es hängt dies wahrscheinlich damit zusammen, daß ein stärkeres muskuläres Triebwerk benötigt wurde, um mehr Blut in der Zeiteinheit zu fördern. Die Blutumlaufgeschwindigkeit einerseits, die Utilisation der Blutgase andererseits mußten größer werden, als im *Devon* die Eroberung der Festlandmassen durch Amphibien und Reptilien in Szene ging. Die Übergangsformen zwischen Reptilien und Säugern, die Theriodontier, lebten in der *Kreidezeit*.

Wie es hatte sein können, daß ausgerechnet die Stromfäden der Kiemenbogenarterien IV und VI (Aorta und Pulmonalis) in die Austauschschaltung gebracht wurden, wissen wir ebenfalls nicht sicher. Es muß wohl ein organäres, AUGUST BIER würde von einem *Blutgefühl* gesprochen, also das Sauerstoffbedürfnis Pate gestanden haben.

Als dritte Besonderheit dieses Frühstadiums sei angemerkt, daß in dem Augenblick, in dem subendokardiale, der Stromrichtung parallele muskuläre Brücken, die Konturfasern BENNINGHOFFS, auftraten, die Herzaktion *rhythmisch* wurde, ausgezeichnet durch bestimmte Beschleunigungen und Verlangsamungen.

Wie HEINRICH BREDT 1936 ausführte, dürfen als gestaltende Kräfte in der Stammesgeschichte gelten:

> der Seitendruck der Blutsäule,
> der intermittierende Pulswellenstoß und
> der, wie er es nannte, dauernde und in der Längsrichtung des Herzens wirkende Anprall der Blutmasse als physikalischer Körper.

Die Arbeiten unseres Jubilars haben bei folgenden Fragestellungen angesetzt – ich greife in dieser Stunde nur das Wesentliche aus seiner Lehre von den angeborenen Herzfehlern heraus –:

I. Ist es möglich, Stenosen und Atresien der Herzostien durch *Septumdeviation* zu erklären?
Wer oder was verursacht die Abweichung der Scheidewände?

II. Gibt es eine *Koppelung* bestimmter Herzmißbildungen, und wie ist diese zu verstehen?
Handelt es sich um einen *Anomaliekomplex* oder eine *Zufalls-Syndromie?*

III. Wie kann es sein, daß eine komplette *Juxtaposition* beider Herzohren entweder im Falle des Situs solitus *links* oder im Falle des Situs inversus *rechts* von den großen Schlagadern (Aorta und Pulmonalis) vorkommt?
Worin liegen die morphogenetischen Prämissen?

IV. Gibt es eine durchgehende Hemmung des Wachstums isogonialer Abschnitte der Herzwand und kann eine solche zu systemartigen Fehlbildungen, etwa als Folge einer *antimeralen Atrophie,* führen?

Erlauben Sie, daß ich, um die Fragen zu beantworten, noch einmal mit wenigen Worten zur *Herzentwicklung* zurückkehre. Ich bediene mich in diesem allgemei-

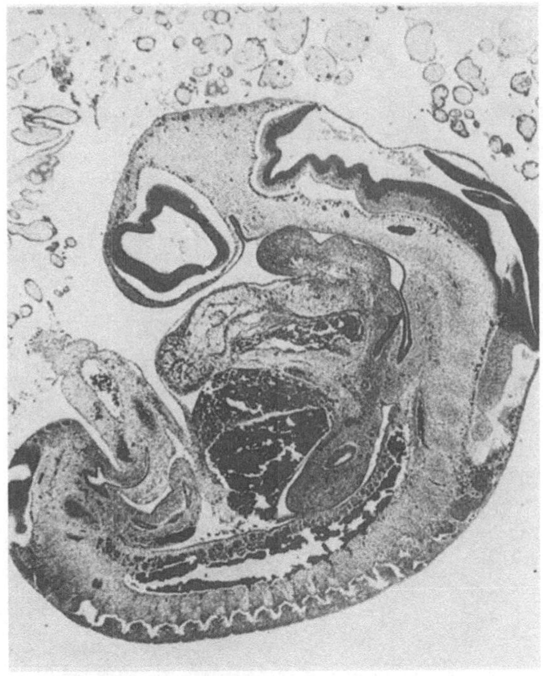

Abb. 6. Parasagittalschnitt durch einen menschlichen Keimling (Scheitel-Steiß-Länge etwa 4,5 mm). Etwa in Bildmitte die Herzanlage. Aus BERSCH und DOERR „Reitende Gefäße" (Sitzungsberichte Heidelberger Akademie der Wissenschaften, math.-naturw. Classe 1976, Abh. 1). Vergrößerung etwa 4,5 fach

neren Kreise bestimmter Schemata und nur ausnahmsweise eines Original-
schnittpräparates. Die kritische Phase der ontogenetischen Entwicklung des
menschlichen Herzens fällt in die Zeit zwischen dem 23. und 34. Tag der Em-
bryonalentwicklung. Der Herzschlauch wird zu einem kompakten Hohlorgan
gebildet, das eine „gedrungene" Gestalt besitzt (Abb. 6). Verschiebt man dieses
Schnittpräparat, so sieht man im Ausströmungsteil der Herzanlage eine üppige
Zellulation (Abb. 7), nämlich den Myoepikardmantel, das lockere gelatinöse Re-
ticulum und das sogenannte Endothelherz. Wir befinden uns im proximalen
Bulbus, wo am 28. Tag des Ovulationsalters die Scheidewandbildung in Szene
geht (Abb. 8). In einem idealisierten Schema sieht man links das ganze Herz in
der Ansicht von ventral, rechts die Atrioventikularebene in der Ansicht von kranial (Abb. 9).

Man sieht also, daß Ein- und Ausströmungsteil des Herzens *nebeneinander-*
stehen. In den folgenden 8 Tagen geht eine eigenartige gestaltliche Veränderung
in Szene. Der Ausströmungsteil der Kammeranlage, Bulbus und Truncus, stehen
jetzt vor (ventral) der Atrioventrikularregion. Die leistenförmigen Wanderhaben-

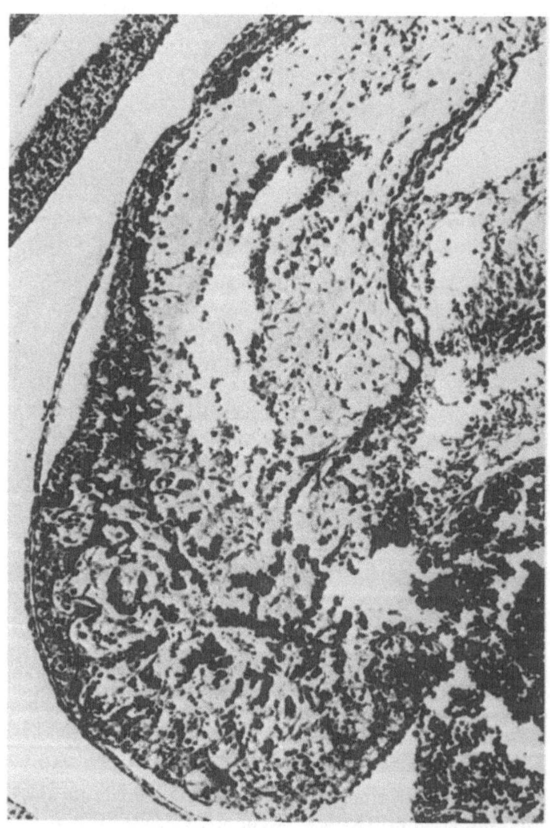

Abb. 7. Schnitt durch den gleichen Keimling wie in Abb. 6. Darstellung der sogenannten Meta-
ampulle und des Bulbus cordis. Vergrößerung etwa 1:40

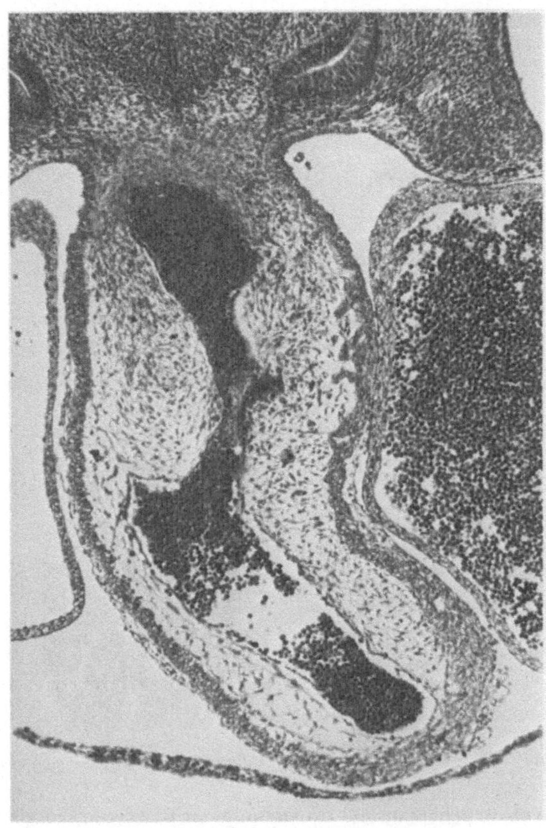

Abb. 8. Nochmals Darstellung des für die Blutstromführung besonders wichtigen Bulbus cordis der gleichen Herzanlage wie in Abb. 6. Man beachte bitte die bajonnetteförmige Konfiguration des Bulbusrohres. Sehr zellreiches Blastem. Vergrößerung etwa 1:40

heiten bezeichnen die nachmalige Insertion der Kammerscheidewand. Daraus geht hervor, daß die beiden Schlagaderostien, d.h. der Ursprung nicht nur der Pulmonalis, sondern auch der Aorta (!) *primär rechts* etabliert waren. Ich darf das durch zwei entlehnte Schemata noch einmal deutlich machen: Unser Bild (Abb. 10) zeigt, daß die Kammeranlage aus zwei hintereinandergelegenen Metameren (der Pro- und der Meta-Ampulle) besteht und die durch den Bulboaurikularsporn bezeichnete Ebene senkrecht zur Bildebene orientiert ist (PERNKOPF und WIRTINGER 1933). Noch eindrucksvoller geht der Umbau der Herzanlage aus *Abb. 11* (nach DE VRIES und SAUNDERS) hervor.

Diese eigenartigen Bewegungen hatte ich 1943 durch ein Schema einzufangen versucht *(Abb. 12),* das aber, wie mir mein väterlicher Freund GEORG BENNO GRUBER versicherte, niemand verstehen konnte. Ich hatte es daher verändert und 20 Jahre später etwa so *(Abb. 13)* präsentiert. Was gesagt werden soll, ist, daß die Anlage der Aorta aus einer weit rechts gelegenen Position nach links hinüber verlagert werden muß, soll sie das Blut aus dem Ostium atrioventriculare sinistrum aufnehmen können. FRANKLIN P. MALL sprach anhand der Er-

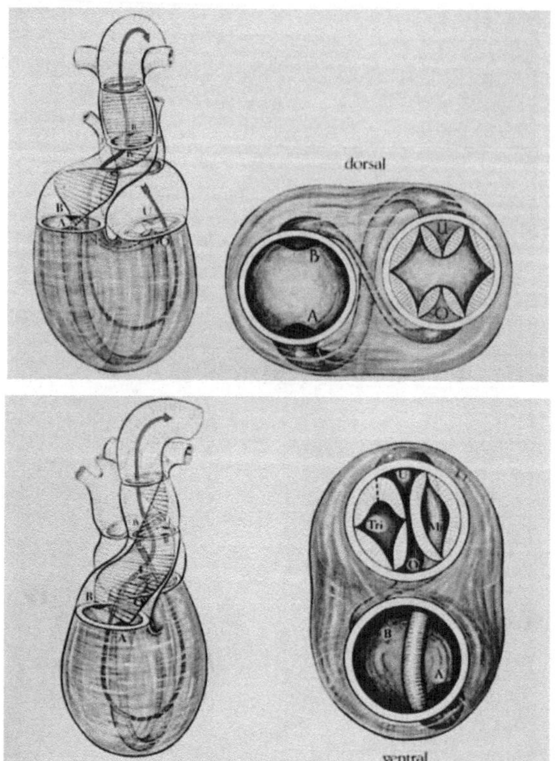

Abb. 9. Schematische Darstellung der Bewegungsvorgänge im Zusammenhang mit der Entwicklung der Herzanlage etwa zwischen dem 23. und 34. Tage des Embryonallebens, aus DOERR (Fortschritte in der Inneren Medizin, Berlin-Heidelberg: Springer *1982*, S. 23). Das Schema will zeigen, daß Ein- und Ausströmungsteil zunächst nebeneinanderstehen, am Ende der kritischen Periode aber hintereinander angeordnet werden. Hierdurch kommt es zu einer „Kreuzung der Antimeren“, d.h. die primär links etabliert gewesene Antimere wird an die primär im rechtsseitigen Ausströmungsfeld angelegte angeschlossen; die primär im rechten Einströmungsteil angelegte findet Anschluß an das linksseitige Ausströmungsfeld

läuterung eines besonderen Falles (Aneurysma der Pars membranacea; *Abb. 14*) von dem „shifting“ der Aorta (1912).

Ich darf daran erinnern, daß Professor KLAUS GOERTTLER in mühevollen Untersuchungen wahrscheinlich machen konnte, daß die Scheidewände des Herzens *abhängige* Einrichtungen sind. Sie entstehen, intakte zellulare Verhältnisse des Myoepikardmantels vorausgesetzt, an seitendruckfreien Stellen der inneren Rohrwand. Die Septumleisten liegen daher in aller Regel dort, wo die vorbeigeführte Blutsäule die Wand nicht belastet. Herr GOERTTLER hat außerdem die Mitose-Indices, d.h. die Wachstumsintensität der Rohrwände, gemessen.

Danach glaubten, wir sagen zu dürfen: Die in Jahrmillionen erworbene charakteristische Gestalt des „Lungenherzens mit voller Atmungskapazität“ (BENNINGHOFF 1933) ist das Primäre, die sich hiernach vollziehende Blutstromführung das Mittel, die dadurch aber induzierte Scheidewandbildung die naturnot-

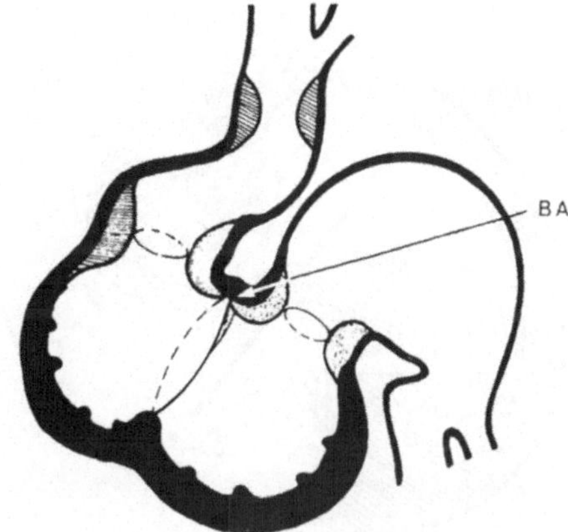

Abb. 10. Herzschleife mit 6 hintereinander gelegenen Metameren: Sinus venosus, Vorhofanlage, Pro-Ampulle, Meta-Ampulle, Bulbus und Truncus. Aus PERNKOPF und WIRTINGER *1933*. BA = Bulboaurikularsporn

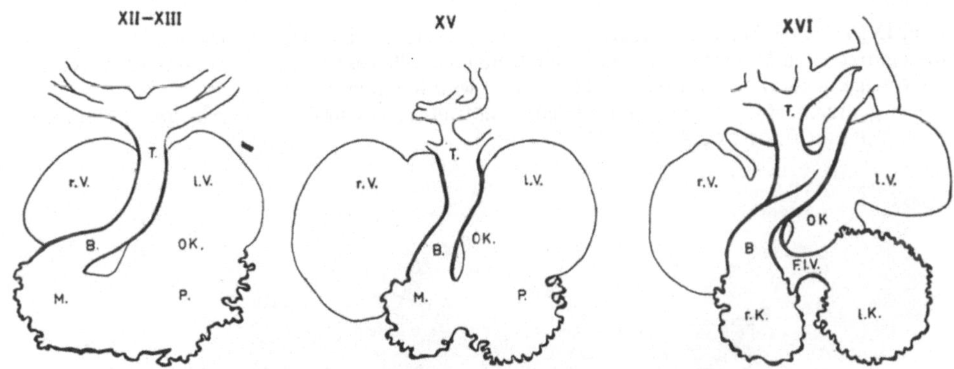

Abb. 11. Progressives Wachstum der Metaampulle und Rechtsverschiebung des Ohrkanals. T = Truncus, B = Bulbus, M = Metaampulle, P = Proampulle, OK = Ohrkanal, liV = linker Vorhof, reV = rechter Vorhof, FIV = Foramen interventriculare. Nach de VRIES und SAUNDERS (Contr. Embryol. Carneg. Instn. 37:87, *1962*), verändert

wendige, jedoch mechanisch essentielle Einrichtung zur Differenzierung eines Herzens hoher Perfektion.

Ich darf nicht verschweigen, daß uns im internationalen Gespräch Kritik erwachsen ist: Es gäbe gar keine aktiven Drehbewegungen am Herzrohr; die Veränderungen der Gestalt des embryonalen Herzens, – über die als solche genaugenommen Einigkeit besteht –, seien ausschließlich die Folge von Wachstumsvorgängen; es käme weniger auf die Ermittlung der Mitose-Indices als die der Absterberate der Myo-Epikard-Zellen an; das fibroplastische Continuum des in statu nascendi begriffenen Herzskelettes sei für die Anordnung von Aorta und Pulmonalis wichtig, die Intensität der Bulbusschrumpfung aber entscheidend (Lit. bei BERSCH und DOERR 1976).

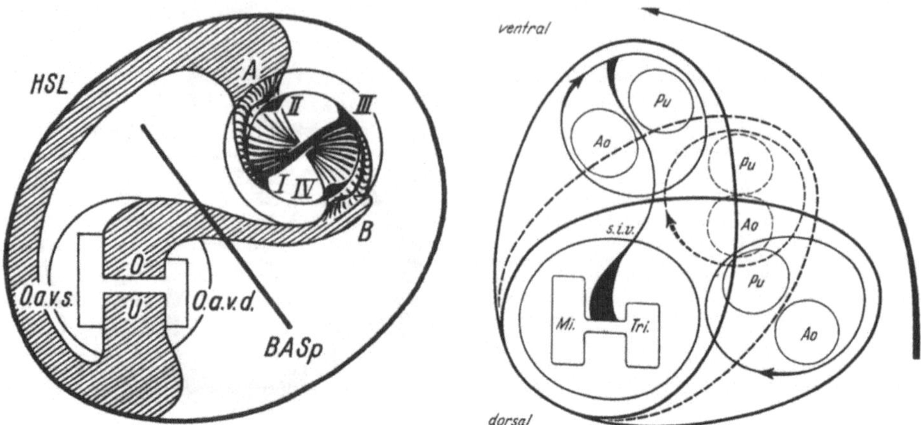

Abb. 12 (*links*). Projektion der Bulbus- und Ventrikelgebilde in die Ebene der Vorhof-Kammergrenze, Ansicht von kranial. A und B = proximale Bulbuswülste, I–IV = distale Bulbuswülste; Oavs = Ostium atrioventriculare sinistrum, Oavd = Ostium atrioventriculare dextrum; HSl = Hauptseptumleiste; BASp = Bulboauricularsporn; nach DOERR (VIRCHOWS Arch. 310:304, *1943*, S. 313)

Abb. 13 (*rechts*). Schema der „vektoriellen Bulbusdrehung". Darstellung der Bewegungsabläufe des embryonalen Menschenherzens durch orthogonale Projektion der interferierenden Gebilde; die Anlage der Kammerscheidewand (= S.i.v.) wird in einem s-förmigen Bogen in die Sagittalebene gebracht; Mi = Mitral-, Tri = Tricupidalöffnung; Ao und Pu = Aorta und Pulmonalis; nach DOERR (VIRCHOWS Archiv 332:101, *1959*)

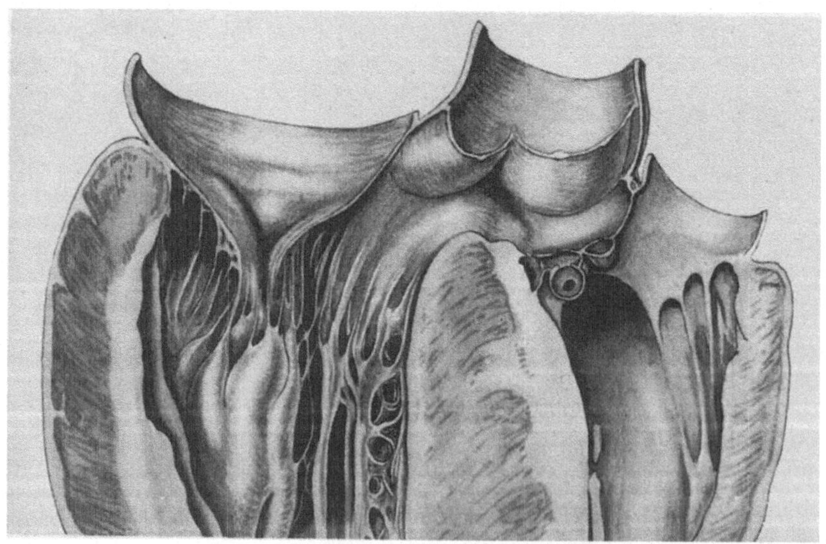

Abb. 14. Darstellung des „Shifting" der Aorta „from right to left"; Ansicht von dorsal in ein Herz mit Aneurysma der Pars membranacea septi ventriculorum; nach F. P. MALL (Anat. Rec. 6:291, *1912*)! Das „Shifting" entspricht der „eingefrorenen" vektoriellen Bulbusdrehung

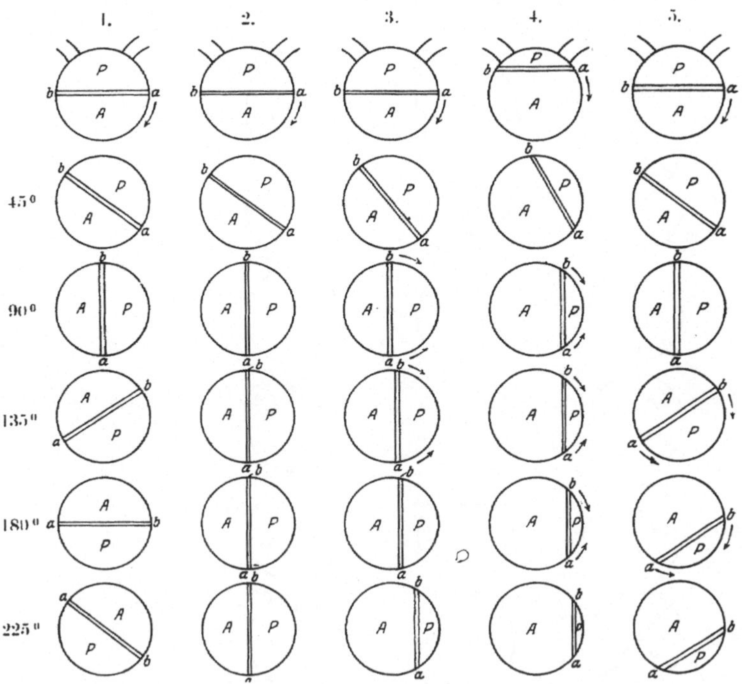

Abb. 15. Schematische Darstellung der Septumdeviation (Deviation des Septum aortico-pulmonale), „mit dem Ziele" der Entwicklung einer Pulmonalstenose; nach MÖNCKEBERG *1924*, S. 104

Ich halte diese Widersprüche für négligeable, denn sie verwechseln Erkenntnisgrund und Realgrund unserer Darstellung.

Wir kommen zu Punkt I der BREDT*schen Analyse:* Ist die *Septumdeviation* geeignet, Stenosen und Atresien der Herzostien oder aber Verengerungen von Vorhöfen und Kammern zu erklären?

Seit ROKITANSKY, zuletzt noch durch MÖNCKEBERG mit Entschiedenheit vertreten, war man der Überzeugung, daß Veränderungen der lichten Weite von Mitral- und Tricuspidalostium, von Aorta und Pulmonalis, aber auch der Herzhöhlen am einfachsten durch Annahme einer fehlerhaften Wachstumsrichtung der korrespondierenden Scheidewände erklärt werden könnten *(Abb. 15 und 16).* BREDT hält das für einen Irrtum aus einer Reihe von Gründen:

a) Es ist nicht denkbar, daß ein Septum ohne nachweisbare Veränderung der parietalen Wand der Vorhöfe, Kammern oder des Truncus aortico-pulmonalis in einer neuen, weder in der Stammes- noch Keimesentwicklung jemals angezeigten Richtung vorwachsen und sich mit fremden Septumsystemen vereinigen kann.

b) Bei Stenosen der Atrioventrikularostien läge keinerlei nachweisbare Verschiebung einer Scheidewand – im Falle einer Tricuspidalatresie z. B. des Septum atriorum –, vor, vielmehr handele es sich um eine mangelhafte Ent-

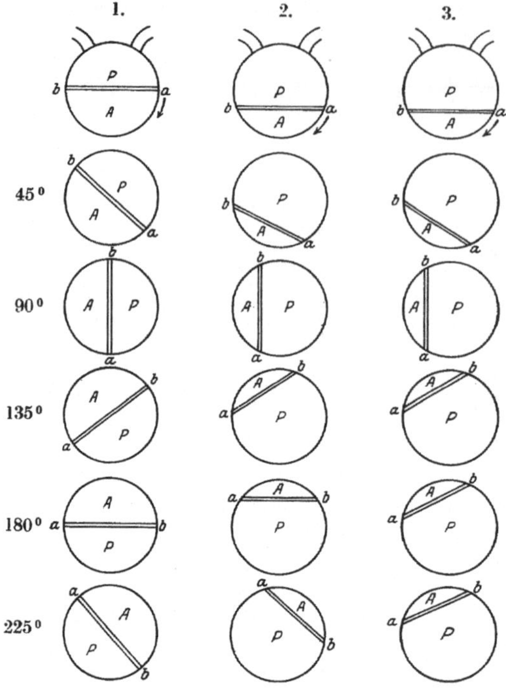

Abb. 16. Schematische Darstellung der Deviation des Septum aortico-pulmonale „mit dem Ziele" der Entwicklung einer Aortenstenose; nach MÖNCKEBERG *1924*, S. 121

faltung des primitiven Ostium atrioventriculare commune „von links nach rechts".

c) In den Fällen einer „systemartigen Abweichung" der Septen müßten die zu weit geratenen Herzhöhlen Strukturelemente in der inneren Ausstattung der verengerten benachbarten Höhlen besitzen, was noch niemals gesehen worden sei.

d) Es gibt Fälle von Hypoplasie des Aorten- oder des Pulmonalostium, bei denen die Ausstattung mit Semilunarklappen regelrecht, aber „en miniature", die Pulmonalis oder die Aorta zwar zu weit, jedoch ebenfalls im Besitze natürlich normal gebauter Taschenklappen sind. Wie kann da eine Deviation des Septum aortico-pulmonale ernstlich angenommen werden?

BREDT dachte an die Folgen einer territorial gebundenen Unterentwicklung, nämlich einer „umschriebenen Verminderung der embryonalen Wachstumsenergie", aber auch eine fetale Entzündung ließ er gelten, *wenn* eine „Exzeßbildung" am Endokard nachgewiesen werden konnte.

Zu II: Gibt es eine Koppelung der Herzmißbildungen und wie ist diese zu verstehen? Herzmißbildungen seien Ausdruck einer „Fehlbildung" des „Gesamtkörpers", also Teilbilder einer degenerativen Organisation. Bei familiär gehäuftem Vorkommen sei an Änderungen der chromosomalen Struktur zu denken. Unser Jubilar kannte natürlich die klassischen Syndrome im Sinne von

FALLOT,
LUTEMBACHER,
VIKTOR EISENMENGER, aber natürlich auch die
ROKITANSKY-WIELANDsche Trias und ähnliches.

BREDT unterschied „bedingt gekoppelte" und „unbedingt gekoppelte" Herzmißbildungen. Unter der Überschrift „Anomaliekomplex und Zufalls-Syndromie"
hatte H. GÜNTHER (Leipzig 1948) eine Zusammenstellung der Begriffe gegeben.
Es könnte scheinen, als ob GÜNTHER ein Schüler von HEINRICH BREDT gewesen wäre.

Unter *Zufalls-Syndromie* hat man nach GÜNTHER eine Mehrheit von Merkmalen zu verstehen, die in einem gegebenen Falle zufällig nebeneinander vorkommen und vereint sein können. Eine innere, also kausale Bindung bestehe
nicht.

Unter *Symptomenkomplex* versteht man dagegen das gemeinsame Vorkommen von Symptomen, die durch einen Kausalnexus einen Komplex darstellen,
d.h. eine innere Verbindung besitzen.

Unter einer *Korrelation von Merkmalen* versteht man in der Variationsstatistik eine „stochastische Abhängigkeit" zwischen anomalen Merkmalen. Ein
Komplex bedeutet mehr als eine Korrelation. Denn je mehr ein Organismus hinsichtlich eines Merkmales von der Norm abweicht, desto größer ist nach der
allgemeinen klinischen Erfahrung die Wahrscheinlichkeit einer Kombination
dieser Mißbildung mit anderen Anomalien sehr verschiedener Art.

Es bestehen also Korrelationen zu einer großen Zahl verschiedener anomaler
Merkmale. Nur bei Korrelationen höheren Grades kann die Frage eines Anomaliekomplexes überhaupt erwogen werden (GÜNTHER 1948).

Eine unbedingte Koppelung liegt dann vor, wenn die betreffenden Mißbildungen überhaupt *nur* gemeinsam vorkommen. Eine bedingte Koppelung ist
dann anzunehmen, „wenn erfahrungsgemäß Fehlbildungen gehäuft vorkommen,
die auch in anderen Fällen jede einzeln beobachtet werden". Ob eine unbedingte
Koppelung von Mißbildungen überhaupt vorkommt, ist fraglich. Alle Herzmißbildungen können einzeln, viele auch gemeinsam auftreten. Die Merkmale besitzen eine gewisse Unabhängigkeit. Bestimmte Merkmale aber scheinen doch in
einem einseitig gerichteten Abhängigkeitsverhältnis zueinander zu stehen. Das
bedeutet, daß diese, *und zwar nur diese,* wenn sie auftreten, gemeinsam mit einem anderen bestimmten Partner-Merkmal vorkommen. BREDT nannte *zwei Beispiele* (1936):

1. Die Koppelung von isolierter *Kammer-Inversion* mit Transposition
   und
2. die Koppelung *unvollständiger Herzschleifenbildung* mit Transposition.

Darf ich Sie an die anatomische Situation der banalen und der korrigierten
Transposition erinnern? Unser Bild *(Abb. 17)* zeigt die einfachen Verhältnisse der
gekreuzten und der korrigierten Transposition. Unser Jubilar hat (1936) die
Hauptvertreter dieser rätselhaften Mißbildungen unvergleichlich einprägsam
dargestellt *(Abb. 18).* Wie Sie sehen, hat er sich der sogenannten Reihenbildung
wesensmäßig verwandter Mißbildungen bedient, einer Methode also, die seit

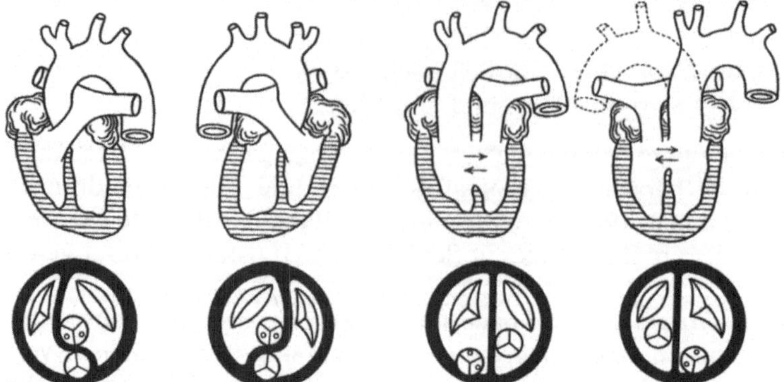

Abb. 17. Darstellung der „gekreuzten" und der „korrigierten" Transposition von Aorta und Pulmonalis.
Cave: In den Fällen der Transposition zeigt das Septum interventriculare keine s-förmige Windung! Das bedeutet, daß kein „Shifting", d. h. keine „vektorielle Bulbusdrehung" stattgefunden hatte. Aus W. DOERR *1960*, S. 46

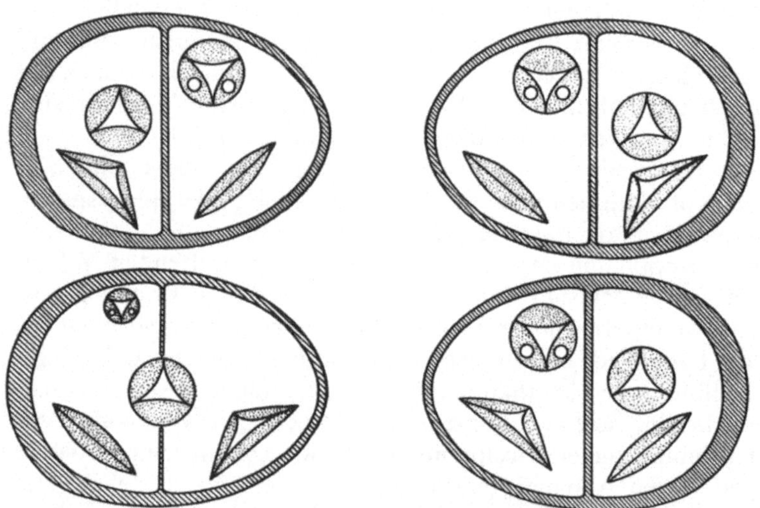

Abb. 18. Schematische Darstellung der Herzbasis; *links oben:* Transposition der großen Gefäße mit Inversion der Kammern und des Bulbus-Trunkusteiles bei allgemeinem Situs solitus; *rechts oben:* Transposition der großen Gefäße mit Inversion der Kammern und des Bulbus-Truncusteiles bei totalem Situs inversus! *Links unten:* Transposition der großen Gefäße mit Defekt der Kammerscheidewand; „reitende" unvollständig transponierte Arteria pulmonalis! *Rechts unten:* Korrigierte Transposition von Aorta und Pulmonalis bei totalem Situs inversus. Aus BREDT *1936,* S. 154, 155 und 159

ERNST SCHWALBE in der Pflege der formalen Morphogenese Heimatrecht hatte (BERSCH und DOERR). Von hier aus war es nur ein kleiner Schritt, durch besondere Zusammenstellungen zu Vorhersagen typischer Fehlbildungen zu kommen *(Abb. 19).* Auf dem Boden dieser Typologie konnte ich später (1943) den Pseudotruncus pulmonalis und aortalis (in unserem Bilde 2. von rechts; 2. von links)

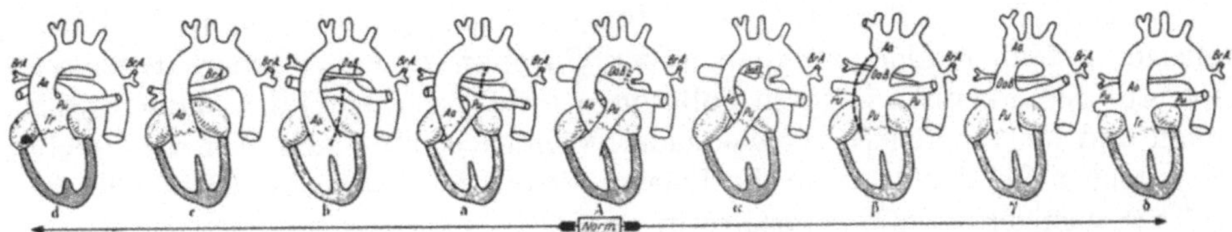

Abb. 19. Teratologische Reihe zur Veranschaulichung der morphogenetischen Zusammenhänge zwischen arteriellen Stenosen und sogenannten Pseudotrunci. Die endständigen Formen (*links und rechts außen*) markieren je einen echten Truncus arteriosus communis idealis. Aus DOERR *1960*, S. 32

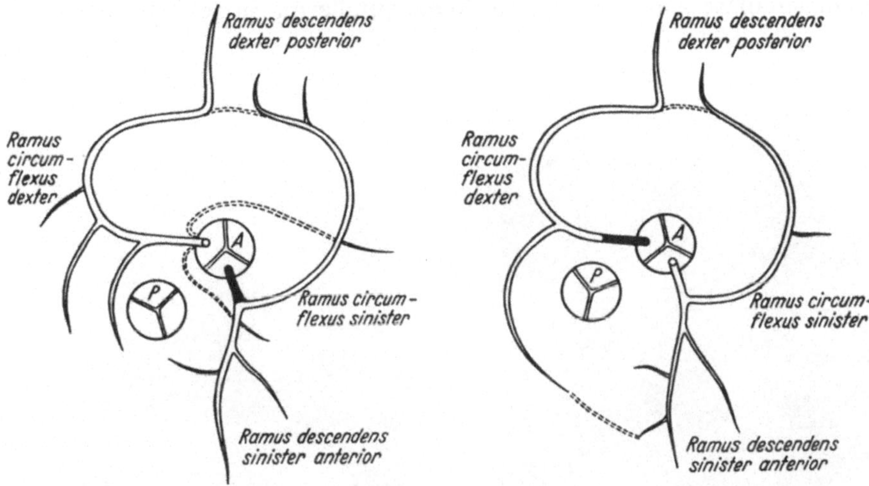

Abb. 20. Schematische Darstellung der Korrelation von „perinatal erworbenen" Entwicklungsstörungen der Coronararterien; nach BREDT *1935*, S. 114

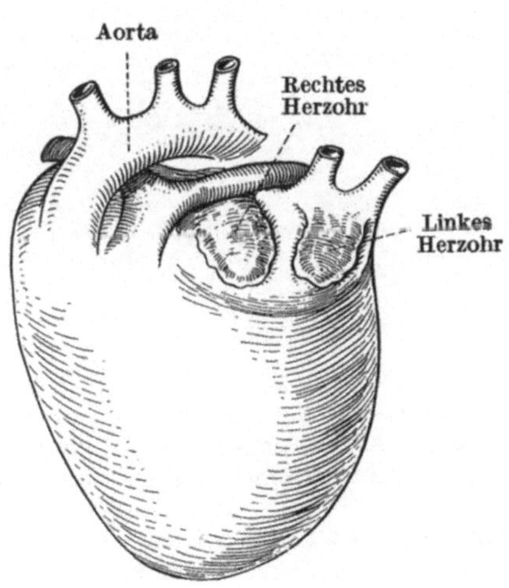

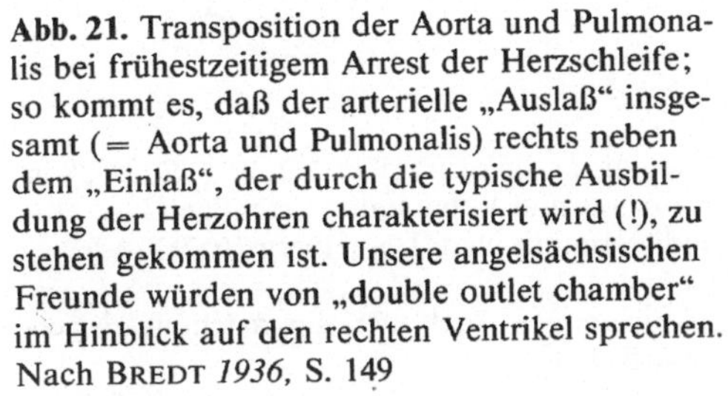

Abb. 21. Transposition der Aorta und Pulmonalis bei frühestzeitigem Arrest der Herzschleife; so kommt es, daß der arterielle „Auslaß" insgesamt (= Aorta und Pulmonalis) rechts neben dem „Einlaß", der durch die typische Ausbildung der Herzohren charakterisiert wird (!), zu stehen gekommen ist. Unsere angelsächsischen Freunde würden von „double outlet chamber" im Hinblick auf den rechten Ventrikel sprechen. Nach BREDT *1936*, S. 149

inaugurieren. Endlich hat HEINRICH BREDT versucht, die in seinem Beobach-
tungsgut prävalierenden Anomalien der Coronararterien zu charakterisieren
(Abb. 20). Sie erkennen je einen Fall von Atresie (Agenesie?) des Stammes der
linken und der rechten Kranzschlagader. Wenn ich ihn – den Meister – recht
verstanden habe, dachte er an die Folgen „erworbener perinataler Veränderungen" (?), weniger an vitia primae formationis.

Zu III: Unser Jubilar hatte zwei Fälle beobachtet, bei denen *beide Herzohren
nebeneinander und links* – gemeinsam und links – von den großen Arterien angelegt waren. Er hat die Situation richtig, nämlich als Folge einer sehr früh zustande gekommenen Störung der Kammerbildung gedeutet *(Abb. 21)*. Sie entsin-
nen sich, daß ich klar zu machen versuchte, daß der arterielle Auslaß aus der
Kammeranlage – die sogenannte Metaampulle im Sinne PERNKOPFS – rechts

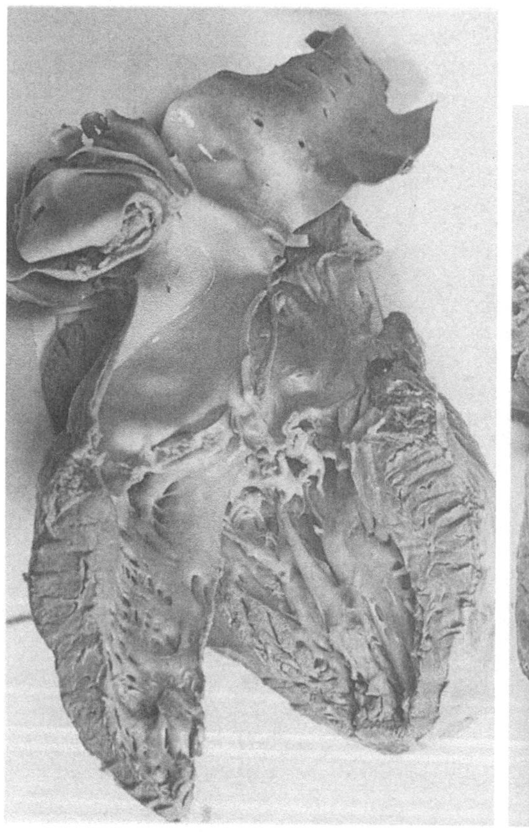
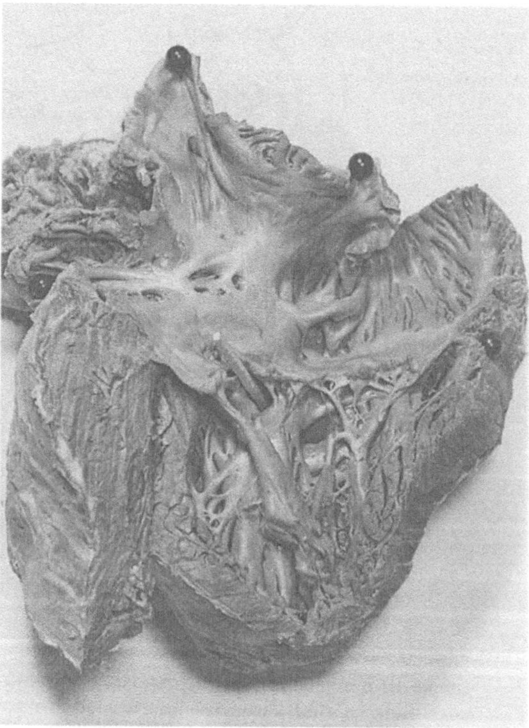

Abb. 22 *(links)*. Transposition von Aorta und Pulmonalis in die rechte Herzkammer. Einblick in
die rechte Kammer mit den Ursprungskegeln von Aorta und Pulmonalis; mächtige Hypertro-
phie der Kammerwände. Fall BARBER (Inauguraldissertation med. Heidelberg *1952*)

Abb. 23 *(rechts)*. Gleicher Fall, Einblick in die linke Kammer. Auch hier eine mächtige Hyper-
trophie. Kein größerer Auslaß aus dem linken Ventrikel

neben dem Einströmungsteil angelegt wird. Ich sprach von der Wanderung der Anlage des Aortenostium von weit rechts frontal nach ganz links ventral. Findet diese Veränderung der Kammer-Gesamtanlage nicht statt, resultiert ein Herz, bei dem beide große Schlagadern aus der rechten Kammer entspringen, während die linke Kammer *nur* durch einen Defekt im Septum interventriculare entleert werden kann. Ich zeige einen Fall von *„double outlet chamber" (Abb. 23):* Die linke Kammer hat ein großes Atrioventricularostium, aber keine Schlagader! Die rechte *(Abb. 22)* entläßt Aorta und Pulmonalis, hat aber gar keine Verbindung zu den Vorhöfen. Ohne Ventrikelseptumdefekt wäre das Leben des Trägers dieser Mißbildung nicht zu fristen. Unser Jubilar vindizierte ganz korrekt diese seltene Situation *(Abb. 24)*!

Zu IV: Gibt es eine antimerale Atrophie am Herzen? BREDT hatte, wie ich darzulegen versucht habe, nachgewiesen, daß die Vorstellungen der alten Schule über die Entstehung angeborener Stenosen durch Septumdeviation nicht stichhaltig sein konnten. Er hatte die Vermutung ausgesprochen, daß am Herzen als einem

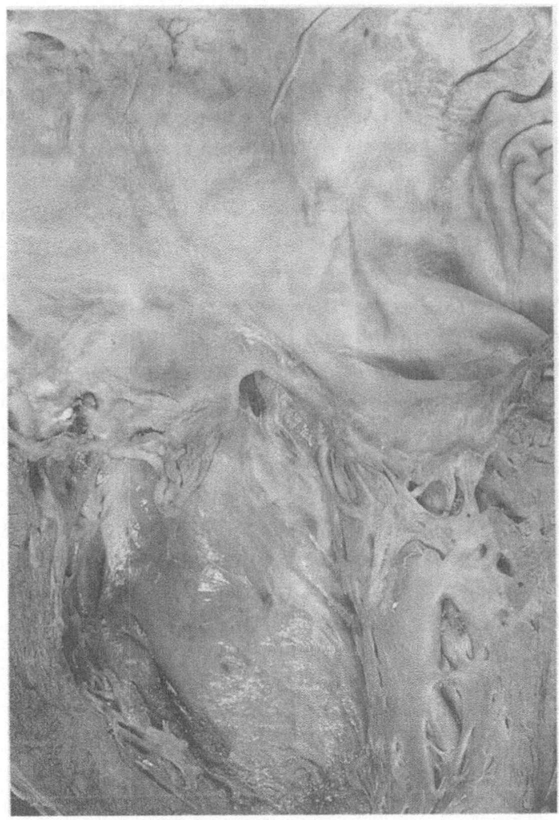

Abb. 24. Gleicher Fall. Darstellung der einzigen Öffnung aus der linken Kammer: bleistiftstarkes Loch, durch das der muskelstarke linke Ventrikel seinen Inhalt nach der rechten Kammer – wie durch eine Düse – abgeblasen hat. Klassisches Beispiel eines Falles von double outlet chamber

primär paarig angelegten Organ Prozesse halbseitiger Unterentwicklung oder aber sekundärer antimeraler Atrophie möglich sein müßten, wie dies auch von anderen bilateral-symmetrischen Systemen (z. B. dem Urogenitalsystem) bekannt sei. Tatsächlich hat unser Jubilar Fälle zusammengestellt, bei denen

a) einmal Mitralstenose (-atresie), Stenose des linken Ventrikels und eine reine Aortenstenose vom Ostium bis zur Botallo-Mündung,
b) zum anderen Tricuspidalstenose (-atresie), Pulmonalstenose und ein Ventrikelseptumdefekt vorhanden waren.

Die Idee des Meisters hatte sich heuristisch bewährt, sie wirkte stimulierend, sie bedarf aber einer ergänzenden Bemerkung. Die Sichtung der Literatur hatte mir gezeigt (1960), daß in vielen Fällen angeborener Verengerungen des Tricuspidalostium Stenosen der Lungenarterienbahn, in nicht weniger zahlreichen Fällen von angeborener Stenose oder Atresie des Mitralostium Verengerungen der Aorta vorhanden waren! Nun finden sich aber auch bei Tricuspidal- und Mitralverengerungen *Transpositionen* von Aorta und Pulmonalis und dann – dies ist der springende Punkt – nicht selten Stenosen der transponierten Pulmonalis und Aorta. Das Besondere besteht also darin, daß, obwohl eine Transposition vorhanden, eine Stenose im Verlaufe des alten Blutstromfadens (Tricuspidalatresie – Transposition – Stenose der transponierten Pulmonalis; Mitralatresie – Transposition – Stenose der transponierten Aorta) nachweisbar ist *(Abb. 25; Abb. 26)*. Dieser Befund scheint dafür zu sprechen, daß eine antimerale Unterentwicklung vorliegt. Es *scheint* so zu sein, daß die antimerale Unterentwicklung sozusagen vor Einleitung der Hinentwicklung zur Transposition entweder der linken oder der rechten Antimere auferlegt wird. Nur muß man sich ein letztes Mal an die eigenartige „Verschränkung" der Aortenrinne und der Pulmonalisbahn, an das Shifting der Aorta, d. h. daran erinnern, daß nur die rechte Kammer die originären Strukturprinzipien behält, die linke phylogenetisch jünger ist *(Abb. 27)*. Ich hatte von der Heterochronie des Herzens gesprochen und meine, daß unser Jubilar die anatomischen Antimeren in der Metaampulle, also im Ausströmungsgebiet der Kammeranlage sozusagen aufgeben sollte; denn die spiralige arterielle Torsion bringt primär nicht zusammengehörige Strombetten zum gegenseitigen Anschluß; nur wenn gar keine Torsion stattfände, wäre zu überlegen, ob die alte Antimere fortbesteht. Mir will aber scheinen, daß man keine morphologisch charakterisierbare Antimere über die Ventriculobulbargrenze hinaus verfolgen sollte. Selbstverständlich ist nichts gegen eine funktionelle Definition dessen einzuwenden, was man durch Antimerisation eigentlich hatte sagen wollen.

Wir müssen eine Zäsur machen: Unser Jubilar hat sich als sorgfältiger und kritischer Beobachter, als Meister der morphologischen Systematik erwiesen. Wir alle, die wir uns mit den Tagesnotwendigkeiten einer klärenden und ordnenden Diagnostik zu beschäftigen hatten, haben ihn immer wieder konsultiert, um uns durch seine wohltemperierte Abhandlung in den „Ergebnissen von Lubarsch-Ostertag", 1936, durch die sinnverwirrende Fülle der angeborenen Herzfehler leiten zu lassen. Ich hatte das Glück, mit unserem Jubilar seit 1938 in gedanklicher Verbindung zu stehen. Um ein Haar wäre ich 1939 seinetwegen in Leipzig Assistent geworden. Allein, der Kriegsausbruch hielt mich ab, wir lernten uns

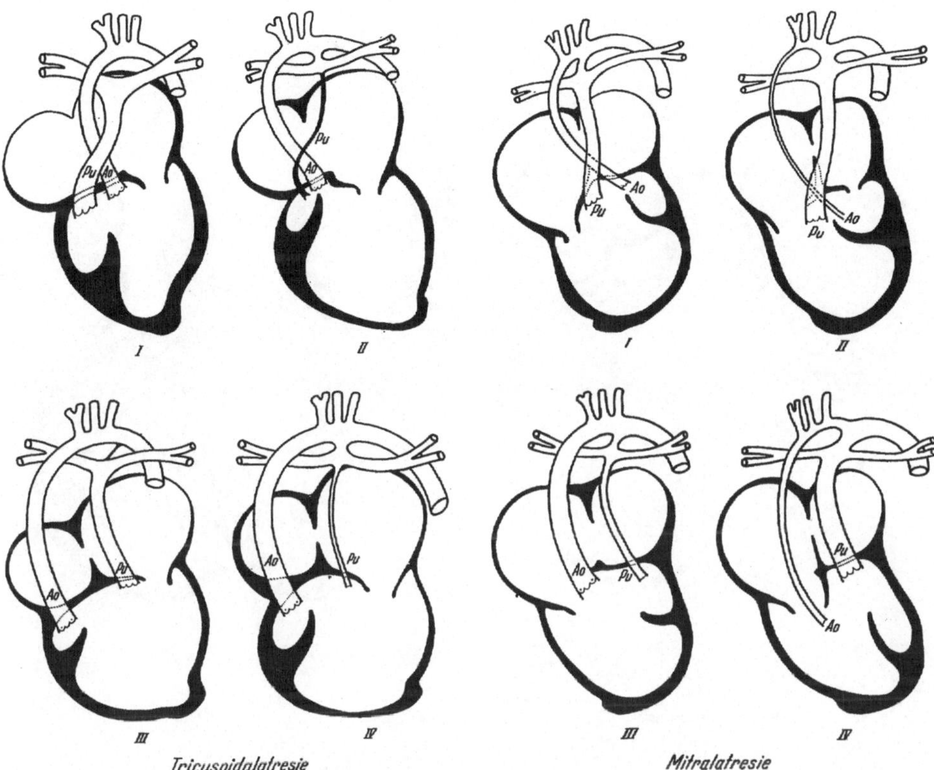

Tricuspidalatresie   *Mitralatresie*

Abb. 25 (*links*). Schema der Tricuspidalatresie. I = Sogenannte Tricuspidal-Atresie mit typischer Anordnung von Aorta und Pulmonalis; II = Tricuspidal-Atresie in Kombination mit Pulmonalatresie; III = Tricuspidal-Atresie kombiniert mit Transposition von Aorta und Pulmonalis; IV = Tricuspidal-Atresie mit Transposition von Aorta und Pulmonalis sowie hochgradiger Stenose der transponierten Pulmonalis. *Ergebnis:* Verengerungen des Tricuspidalostium können mit Pulmonalstenosen orthograden, aber auch transponierten Ursprunges kombiniert sein. Eine antimerale Atrophie oder Hypoplasie als primär-morphologisches Phänomen ist unwahrscheinlich. Aus DOERR (Beitr. path. Anat. 115:1, *1955*)

Abb. 26 (*rechts*). Schema sogenannter metameraler Störungen im Zusammenhang mit Mitralatresie. I = Mitralatresie bei regelrechter Aorta und Pulmonalis; II = Mitralstenose kombiniert mit orthograd entspringenden großen Arterien, jedoch kompliziert durch eine Aortenstenose; III = Mitralatresie korreliert mit Transposition von Aorta und Pulmonalis bei gleichzeitiger Pulmonalstenose; IV = Mitralatresie korreliert mit Transposition von Aorta und Pulmonalis bei gleichzeitiger Stenosierung der Aorta. *Ergebnis:* Verengerungen des Mitralostium können mit Aortenstenosen orthograden Ursprunges, aber auch bei Transposition kombiniert sein. – Eine primäre antimerale morphologische Fehlentwicklung kann also nicht angenommen werden. Aus DOERR (Beitr. path. Anat. 115:1, *1955*)

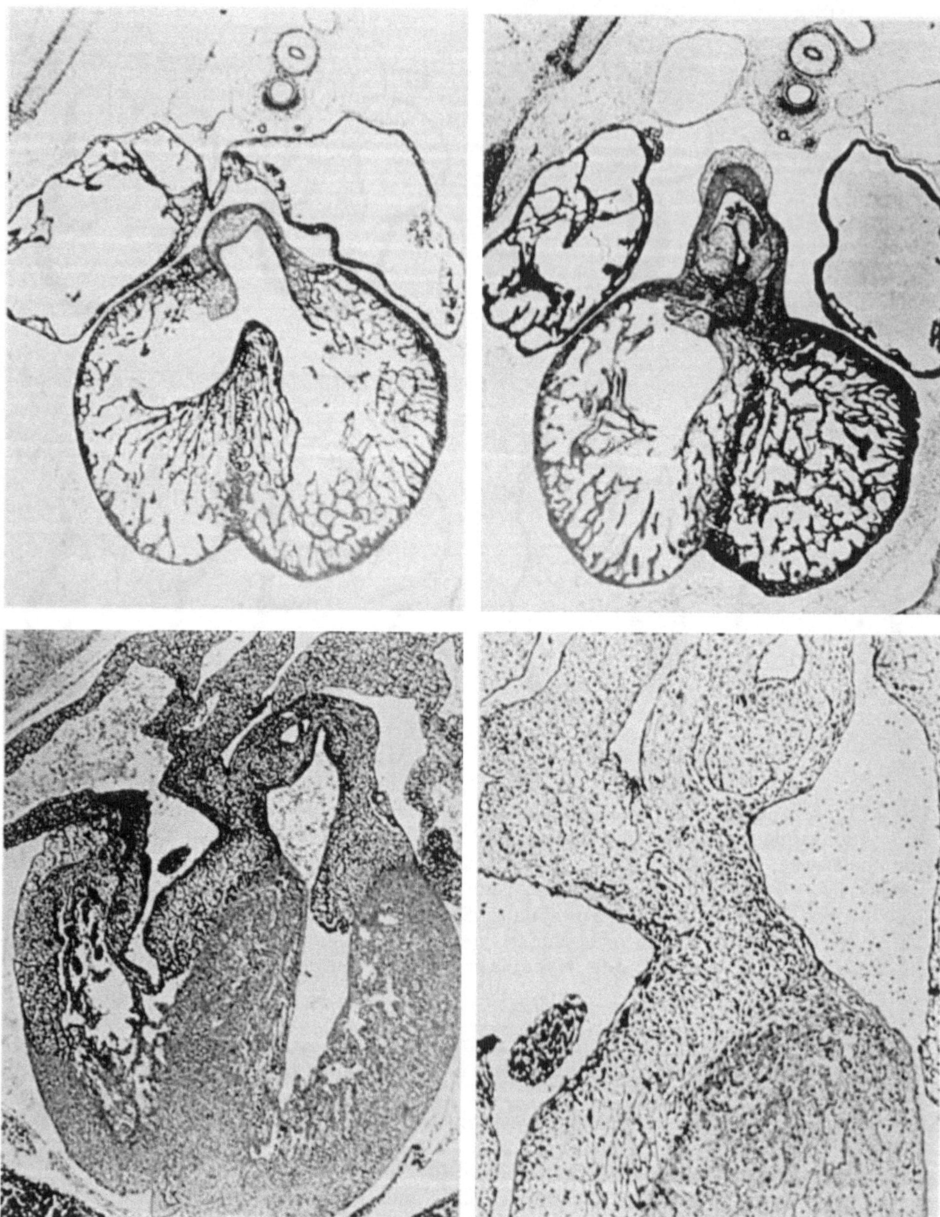

Abb. 27. Nebeneinanderstellung von Frontalschnitten durch die Herzanlage bei menschlichen Embryonen mit einem Individualalter von 28 bis 34 Tagen.
Cave: Rot markiert die aortale Blutbahn, grün markiert die nicht-aortale (also nachmalig pulmonale) Bahn. Die primär rechtsseitig etablierte aortale Blut-Rinne wird durch die oben (in Abbildungen 11, 12 und 13) gezeigten Vorgänge der vektoriellen Bulbusdrehung nach links geschwenkt (vgl. das „Shifting" in Abbildung 14). Daraus geht hervor (1.) daß von durchgehenden Antimeren nicht gesprochen werden kann und (2.) daß der linke definitive Ventrikel (rot bezeichnet) phylogenetisch jünger, der rechte also älter ist. Das linksventrikuläre Myokard ist das Neomyokard, das rechtsventrikuläre das Paläomyokard

erst 1944 in Breslau, anläßlich der Kriegstagung der deutschen Pathologen persönlich kennen. Ich habe HEINRICH BREDT Unendliches zu verdanken. Er lehrte mich, und er lehrte alle, die sich ernstlich mit seinen Arbeiten beschäftigt haben, daß die Verkettung von „Ursachenforschung und Zweckidee" wissenschaftlich gefährlich sei. Bei der Schwierigkeit des Gegenstandes und den Lükken unserer Kenntnis des morphogenetischen Details neigt der Forscher zu den bekannten „Übereilungen des ungeduldigen Verstandes"! Um so wohltuender war die ruhige, klare, ein wenig distanzierte Haltung des philosophisch geschulten Freundes. Anläßlich eines Besuches, den ich im Sommer 1964 hier in seinem Institut habe machen dürfen, gab er mir den Rat, mich genauer mit den geistigen Grundlagen der Biologie – Pathologie – zu beschäftigen. Er sagte etwa so: Eine Disziplin, die sich mangels exakter Kenntnisse gleichsam von A bis Z im Konjunktiv bewegen muß, ist ein Unding, denn zur Begründung einer Wissenschaft gehören zwei Elemente: ein reeller Gegenstand und eine Methode, zu dessen planmäßiger Betrachtung. Eine Hypothese ist eine unvollständig geprüfte, eine Theorie eine vollständig geprüfte, bewährte Vermutung. Durch einen Indizienbeweis kann die Hypothese zur Theorie erhoben werden. – So oder so ähnlich sprach er über den damaligen Stand der Erforschung der angeborenen Herzfehler. – Immer, wenn ich mich mit „Formdeutung und Entstehung des Herzens" zu beschäftigen hatte, fielen mir HEINRICH BREDTs Mahnworte ein. Und diese, m. D. u. H., wollte ich Ihnen nicht vorenthalten!

Literatur*

Benninghoff A (1933) Das Herz. In: Handb. d. vgl. Anat. d. Wirbeltiere Urban und Schwarzenberg, Berlin und Wien Bd. VI S. 467

Bersch W, Doerr W (1976) Reitende Gefäße des Herzens. Homologiebegriff und Reihenbildung. Sitzungsberichte Heidelberger Akademie der Wissenschaften, Mathemat. naturwissenschaftliche Klasse Jahrgang 1976 Abh. 1. Springer, Berling-Heidelberg-New York

Bredt H (1935) Formdeutung und Entstehung des mißgebildeten menschlichen Herzens I – V. Virchows Archiv 296:114

Bredt H (1936) Die Mißbildungen des menschlichen Herzens. Erg Path 30:77–182

Doerr W (1960) Pathologische Anatomie angeborener Herzfehler. Handb Inn Med Springer, Berlin-Göttingen-Heidelberg 4. Aufl. Bd. IX 3 Tl S. 1

Doerr W (1970) Allgemeine Pathologie der Organe des Kreislaufes. In: Handb d Allg Path. Springer, Berlin-Heidelberg-New York Bd. III Teil 4 S. 205ff

Goerttler Kl (1958) Normale und pathologische Entwicklung des menschlichen Herzens. In: Bargmann W und Doerr W: Zwanglose Abhandlungen. Thieme, Stuttgart

Goerttler Kl (1963) Entwicklungsgeschichte des Herzens. In: Bargmann W und Doerr W: Das Herz des Menschen. Thieme, Stuttgart Bd. I S. 21

Goerttler Kl (1963) Die Mißbildungen des Herzens und der großen Gefäße. In: Bargmann W und Doerr W: Das Herz des Menschen. Thieme, Stuttgart Bd. I S. 441

Goerttler Kl (1968) Die Mißbildungen des Herzens und der großen Gefäße. In: Kaufmann-Staemmler: Lehrb d spez path Anatomie Erg W de Gruyter, Berlin Bd. I, 1, 2 S. 303ff

Günther H (1948) Anomaliekomplex und Zufallssyndromie. Zbl Path 84:6

---

* Es ist nur die Schlüsselliteratur angegeben. Weiterführende Daten finden sich bei BERSCH und DOERR (1976) sowie DOERR (1970).

Herxheimer G (1909) Mißbildungen des Herzens und der großen Gefäße. In: Schwalbe E: Die Morphologie der Mißbildungen des Menschen und der Tiere G. Fischer, Jena Bd. III Teil 2 S. 339

Keith A (1904) The evolution an action of certain muscular structures of the heart. Lancet I p 555

Keith A (1906) The auriculo-ventricular bundle of His. Lancet I p 623

Keith A (1909) The Hunterian lectures on the malformations of the heart. Lancet II p 359, 433, 519

Keith A, Mackenzie J (1910) Recent research on the anatomy of the heart. Lancet I p 101

Mönckeberg JG (1912) Herzmißbildungen. Ein Atlas angeborener Herzfehler in Querschnitten mit besonderer Berücksichtigung des Atrioventrikularsystems. G. Fischer, Jena

Mönckeberg JG (1924) Die Mißbildungen des Herzens. In: Henke F und Lubarsch O: Handb spez. path. Anat. J. Springer, Berlin Bd. II S 1 sowie Nachtrag S. 1079

Pernkopf E, Wirtinger W (1933) Die Transposition der Herzostien, ein Versuch der Erklärung dieser Erscheinung. Z Anat Entw Gesch 100:563

Rokitansky C v (1875) Die Defekte der Scheidewände des Herzens. Braumüller, Wien

Spitzer A (1923) Über den Bauplan des normalen und mißbildeten menschlichen Herzens. Virchows Arch. 243:81

Virchow's Concept of Pathology and the Theory of Arteriosclerosis

Wilhelm Doerr*

When RUDOLF VIRCHOW began to concern himself with pathology, in 1842, medical science was going through a period of radical change. As a result of the French Revolution, there was a tendency to abandon the traditional, inflexible approach. *"Peu lire, beaucoup faire, beaucoup voir"* was the new motto. It now seemed essential to place emphasis on *observation* and medical *practice*. PAGEL (1931) noted an unprecedented contrast between the beginning and the end of the nineteenth century; the years of revolution in Paris had far-reaching effects on intellectual thought and, probably as a kind of counter-reaction, the following major developments took place in central Europe: (a) the emergence of natural philosophy – a romantic kind of medicine with its own world of ideas; (b) natural history – particularly in southern Germany; and (c) thanks to Virchow and his colleagues, medicine as an applied form of natural science.

It has previously been shown (DOERR 1978) that William HARVEY (1578–1657) can be regarded as the first true pathologist. "The happy union of anatomy and physiology opened the gateway for the development of pathology" (KLEMPERER 1962). In his clinical reports published under the title *De sedibus et causis morborum* (The seats and causes of diseases) in 1761, GIOVANNI BATTISTA MORGAGNI (1682–1771) laid the foundations for a "symptomatic" form of pathology that was "illustrated" by anatomy (MÜLLER 1930). VIRCHOW described MORGAGNI as the great "archivist" of pathoanatomical knowledge available at that time (1855).

The period between MORGAGNI and ROKITANSKY (1804–1878) was dominated by JOHN HUNTER (1728–1793), FRANÇOIS XAVIER BICHAT (1771–1802) and JOHANN FRIEDRICH MARTIN LOBSTEIN (1777–1835).

The idea of establishing general principles with the aid of morbid anatomy emanates from HUNTER. It was HUNTER (February 1784) who distinguished three categories of inflammatory vascular disorder[1]: adhesive, suppurative and ulcerative (VIRCHOW 1856)[2]. On the basis of his *anatomie générale*, BICHAT distinguished 21 different kinds of tissue and described them as the real seat of disease. To examine "his" tissues, BICHAT was not able to use microscopy but had to rely on mechanical means, such as insufflation (DIEPGEN 1951). LOBSTEIN possessed the talent of being able to qualify practical anatomical findings

---

* Lecture held on 5 September 1986 at the XVI International Congress of the International Academy of Pathology at Vienna.
[1] Predominantly of the veins.
[2] *loc. cit.*, p 458.

juxta propria principia, i.e. in such a way that it was possible to evaluate them morphologically. It was, therefore, only natural that LOBSTEIN, the objective observer, should think of the name "arteriosclerosis"-indeed, the term simply occurred to him!

It is my purpose to evaluate VIRCHOW's importance for what can be termed the theory of arteriosclerosis. I intend to proceed as follows:

1. First, I shall comment on the situation regarding the debate concerning *rebus in pathologiae* between 1840 and 1860.
2. I shall then briefly outline what was already known at that time about the structure of arterial walls.
3. Further, I shall give a survey of the terminology used at that time in conjunction with vascular disorders.
4. Subsequently, I shall attempt to analyse what conceptions ROKITANSKY, VIRCHOW, FOERSTER and MARCHAND had of arteriosclerosis.
5. Finally, I shall try to show to what extent VIRCHOW's theory of arteriosclerosis is still valid today.

What was the situation regarding pathology around the middle of the nineteenth century? ROKITANSKY was 33 years old when the "Gesellschaft der Ärzte in Wien" (Society of Physicians in Vienna) was founded. He is said to have described medicine at that time as a "collection of uncertain principles at the mercy of speculative philosophy and chance" (DENK 1954). For this reason, he tried to interpret facts from a purely anatomical standpoint (LESKY 1960). ROKITANSKY perfected the "anatomical concept" (PAGEL 1931), amassed an immeasurable wealth of knowledge (GRUBER 1934/35) and thus laid the foundations for an anatomical approach to pathology (CHIARI 1954). The results of his work can be found in his textbooks and handbooks as well as in two atlases.[3] In his speech entitled *Hundert Jahre allgemeiner Pathologie* (One hundred years of general pathology) in 1895, VIRCHOW described ROKITANSKY's handbook as the "most beautiful blossom" that morphological research into disease has produced. He based his opinion not only on the "masterly vividness and accuracy, which can be ranked alongside the exemplary achievements of descriptive science", but also on the fact that the handbook contains an abundance of ROKITANSKY's own personal observations (SCHÖNBAUER 1954).

We know from ADOLF KUSSMAUL and C.A. WUNDERLICH that Vienna was *the* European centre of pathological anatomy, not Paris or Berlin. According to WUNDERLICH, a contributory factor in the conception of the doctrine of crases was ROKITANSKY's inability to arrive at significant findings in his study of cases of sudden death. According to this doctrine, the seat of disease must be looked for in the blood, a tissue with a "fluid cellular substance". RÖSSLE (1934) offered the following explanation: ROKITANSKY, who naturally knew that he was highly respected throughout the world, was dissatisfied because he was unable to solve a number of cases. He believed that the explanation must therefore lie in a more general disorder, perhaps a pathological condition of the blood. ROKITANSKY's

---

[3] The rather complicated bibliography was disentangled by DOERR (1978) and placed in chronological order (*loc. cit.,* pp 4, 5, 12).

theory concerning disturbances of the fibrin crases is held to be the last historical form of humoral pathology (MÜLLER 1930). However, the theory can be regarded as an experiment performed with inadequate means, for the chemical preconditions and prerequisites were either not met or simply false. The doctrine of crases is commonly referred to as an "abbreviation" standing for the medical problems of that time.

Of course, it is well known that VIRCHOW pronounced his first scathing criticism of the theory as early as 1846. With reference to ROKITANSKY, VIRCHOW saw in the doctrine of crases the "derailment" of the grand master from the "tracks" he had himself laid. ROKITANSKY's greatest mistake was in trying to understand chemical phenomena anatomically, that is to create a system of dyscrasias based on the nature of coagulation. Eventually, ROKITANSKY abandoned the theory. VIRCHOW acknowledged this decision and expressed his admiration for ROKITANSKY's honesty and willingness to practice self-criticism.

In the 1850s, VIRCHOW matured into a personality able to unite the pathological anatomy of ROKITANSKY and the biological approach of his own teacher, JOHANNES MÜLLER, thus creating what RÖSSLE (1934) called a "superior entity". The clear expression of this unity can be found in cellular pathology, which went through a process of maturation in the years that VIRCHOW spent in Würzburg (1849–1856) and was eventually presented as a kind of "magna carta" in Berlin in 1858 (MORPURGO 1934). The cell is the fundamental structure and functional unit of living organisms, but it can also be a seat of disease. Cellular pathology is not only the study of the pathology of the cell, but much more. What VIRCHOW meant by cellular pathology can be summarized as follows:

(a) In all living organisms, the cell represents the physical expression of the concept of the unity of life.
(b) At a time of great intellectual and scientific degeneration, Cellular pathology placed emphasis on the authority of facts; it turned its back on dogma and advocated a conditionalistic way of thinking.
(c) Cellular pathology can be considered a splendid attempt at uniting all of the laws and principles that govern the process of becoming ill and the state of being ill.

What was known about the structure of arterial walls when VIRCHOW was at the height of his carer?[4] KREYSIG (1814), famous for his three-volume handbook entitled *Krankheiten des Herzens* (Cardiac diseases), made a comparison between the intima of arteries and veins and the structure and functions of large, serous body cavities and their coats.[5] It was apparently already known, at least in principle, that the arterial walls were made up of layers. As early as 1838, ROKITANSKY made the observation, in a case of spontaneous rupture of the aorta, that it was possible to strip off the layers of the walls without difficulty (CHIARI 1954). It was a fortunate coincidence that, whilst VIRCHOW held his chair in Würzburg, ALBERT KÖLLIKER was compiling his complete works on the

---

[4] I take this opportunity to refer to further data that are important for an understanding of the topic as a whole.
[5] W. His, Senior, expressed a similar opinion in 1863!

histology of normal tissues (1854) – meticulously, yet ingeniously. KÖLLIKER had, of course, correctly interpreted the fine structure of blood vessels. JAKOB HENLE thought that the fibrous elements, particularly of the media, consisted of smooth muscle cells (1840, 1846; cf. VON RECKLINGHAUSEN 1883).

For a long time there were conflicting opinions concerning the fine structure of the intima. However, it should be remembered that the microtome was not invented until 1854 and that, in the most decisive years, investigation techniques did not extend beyond simple teasing and crush preparations. In 1844, 1852, 1855 and 1856, ROKITANSKY made drawings of preparations of admirable beauty-graphic masterpieces. Working under F. D. VON RECKLINGHAUSEN in 1866, THEODOR LANGHANS discovered the same cells in the intima. These cells were star-shaped, occasionally fusiform structures, sometimes with fine longitudinal striation.

VIRCHOW was interested in whether or not the intima was permeable and in how the deeper layers were permeated. As early as 1856, he spoke of elastic-contractile layers and fenestrated membranes. The varying degree of moisture in the intima, particularly at the junction between the intima and the media, had been common knowledge for quite some time. In 1862, FOERSTER established that the tissue had a gelatinous appearance. By the turn of the century, it had been seriously postulated that there was a system of ramified canaliculi in the spaces between the star-shaped cells of the intima of the aorta (MARCHAND 1907).

The questions concerning the endothelium played a particularly important role. It had been assumed originally that the inner lining of the blood and lymph vessels was derived from epithelial cells. It was considered possible that the superficial cells were derived from the blood stream and that haematogenous elements must be involved (TALMA 1879). WILHELM HIS (Senior) finally defined the concept of endothelium in his rectorial address in Basle.[6] He explained that it was a peculiar characteristic of the middle layer of the three primary germ layers (the mesoderm) to form internal channels, fissures and cavities, which-regardless of whether actual body cavities (subarachnoid space; peritoneal, pericardial, pleural and articular cavities) were concerned or the heart, blood and lymph vessels were involved-acquired an inner cell lining as a specific component of the wall. Endothelial cells lined cavities that were not in communication with the "outside world." Furthermore, HIS stressed that endothelial cells between the lumina of the above-mentioned cavities and the intercellular substance of the mesoderm did not represent a real barrier. This is most important; it means, as far as veins and arteries are concerned, that the endothelial cells represent a territorial boundary between the content of the blood stream and the vessel walls – a boundary that can be crossed without hindrance.

A far-reaching result of these observations was that it became customary to argue, with respect to the principles concerning the structure of *all* vessel walls, that: (a) the endothelium forms the actual vessel wall; and (b) everything that is "non-endothelial" provides a mechanically functioning, protective and support-

---

[6] The address was probably given in 1863; all of the pertinent publications by His appeared in a volume of collected works (BERNE, 1965).

ing sheath, similar to a *membrana accessoria* (SCHIEFFERDECKER 1896; HOLLE 1943). The use of silver staining to demonstrate the endothelial margin can be traced back to VON RECKLINGHAUSEN (1863) and constitutes a story in its own right (COHNHEIM 1867). One problem has remained controversial right up to the present – that of interendothelial stomata, of stigmata, of myoendothelial "hernias", i.e. the question of transendothelial discharge (ARNOLD 1873, STAUBESAND 1976; CONSTANTINIDES 1984; MAJNO et al. 1985)!

At this stage, I should like to give a brief survey of the terminology used in connection with arteriosclerosis when VIRCHOW was alive (Table 1). In the Middle Ages (BELLONI, cited by HOFER 1974), it was known that the arterial walls could appear as if there were deposits of "melliceris" (honey), "atherae" (gruel) or "steatoma" (suet). MORGAGNI spoke in 1771 of atheromatous alterations; JOHN HUNTER described phlebitic changes; ANDRAL used the expression "multi-ringed goose neck type of medial calcification" (1830). LOBSTEIN created the technical term "arterio-sclerosis" and described sclerosis essentially as an *"augmentation d'épaisseur, inégale mamelonné"* (increase in thickness, irregularly mamillated); he compared the sclerosed arterial walls to the appearance of the bone surface in osteosclerosis. Between the upper layers of the arterial wall, he detected a substance that looked like what he called *"la purée de pois"* (pease

TERMINOLOGY USED IN CONJUNCTION WITH ATHEROSCLEROSIS.

		Arterial walls contained :
Handed down from the Middle Ages (until approx. 1662, Belloni, cited according to Hofer)		melliceris "honey" atherae "gruel" steatoma "suet"
Morgagni	1771	atheromatous changes
John Hunter	1784	phlebitic alterations
Andral	1830	multi-ringed goose neck type of medial calcification
Lobstein	1833	"Arterio-sclerosis" Augmentation d'epaisseur comme une ostéosclérose; Deposits "comme la purée de pois"
Bizot	1837	Atheroma
Cruveilhier	1838	La phlébite domine toute la pathologie
Rokitansky	1846	Proteinencrustation
Virchow	1858, 1859	Atheromasia
Foerster	1862	Atheromatosis as chronic arteritis
Rindfleisch	1878	Endaortitis chronica deformans, Atheroma usurans aortae

pudding). In Geneva, in 1837, BIZOT had described the (to some extent localized) thickening of the intima as "atheroma"; moreover, he spoke of "plaques", both hard and soft areas, but did not differentiate between plaques and atheroma.

The great JEAN CRUVEILHIER mentioned arteriosclerosis several times in his illustrated book *L'anatomie pathologique du corps humain* (Morbid anatomy of the human body) (40 parts; 1828–1842) and he also referred to the *aneurysma dissecans aortae* (LAENNEC 1819, 1826). However, he was not able to add to the knowledge already provided by LOBSTEIN. In 1859, VIRCHOW wrote about "atheromasia"; in 1862 FOERSTER described "atheromatosis" as chronic arteritis. He was correct in observing that the most severe changes were in the ostia of the branching arteries, while the media remained unchanged for a long period of time. In addition to the changes that he correctly interpreted (1846–1878) – predominantly in the cells of the intima – ROKITANSKY was convinced that what he termed "protein encrustation" was derived from the blood. In England, DUGUID (1946, 1948, 1949) was of the same opinion. EDUARD VON RINDFLEISCH, a pupil of VIRCHOW (and the first teacher of my own tutor, A. SCHMINCKE), spoke (of course) of *endaortitis chronica deformans* and was familiar with *atheroma usurans aortae.*

I would now like to attempt to analyse what conception ROKITANSKY, VIRCHOW, FOERSTER and MARCHAND had of arteriosclerosis, i.e. of its formal and causal pathogenesis. The main problem seems to be that facts, i.e. findings, have to be combined with evaluations, i.e. interpretations. All of the authors belonging to the old school were in agreement that arteriosclerosis – or whatever the changes in the arterial walls may be called – occurs as a result of functional stress, such as hypertension and hypervolaemia. There were indications that this interpretation was correct: the localized thickening of the origins of the aortic branches or the branches of vessels that apparently occurred at the onset of arteriosclerosis. Interestingly enough, it seems that the *superficies undulosae aortae* had "always" been known (references in RIBBERT 1918).

LOBSTEIN (1833) considered all of these changes to be the expression of a "perverted nutritional disturbance". In the "pease pudding" of the French school, ROKITANSKY discovered "cholesterin" crystals (1844a, b). It seemed to him that the changes were the result of hyperinosaemia, i.e. of a dyscrasia, the deposition of a plastic, fibrinous mass that may become organized (1846). Elsewhere he spoke of substances resembling "glue", of their metamorphosis to fat, and of organizational processes. Later still, in 1852, he referred to an excessive thickening of the inner surface of the intima of vessels as a result of what he called "protein encrustation" (ROKITANSKY's encrustation theory). He presented these processes, which could simultaneously be seen deep in the intima, in a number of illustrations (1855). He appears to have concerned himself with these findings for a number of years (1856); however, he was not able to establish clearly just how the atheroma developed.

In his collected works on medical science (1856), VIRCHOW wrote: "There are few topics in special pathology that have gradually led to such confusion as the diseases of the vascular system". VIRCHOW's thoughts were a natural continuation of those of Cruveilhier, who believed that coagulation was the fundamental phenomenon causing inflammation. As CRUVEILHIER regarded the capillaries as a part of the venous system, he ventures the statement: "Most inflammatory processes are related to 'capillary phlebitis'." From this assertion, it was only a small step to his theory *"la phlébite domine toute la pathologie"* (phlebitis dominates all of pathology). At the time, this theory was of an almost axiomatic nature. It was only a question of time until it was realized that the most frequently occuring and most significant vascular disorders must have something to do with inflammation. Sclerosis and the development of atheroma must, therefore, also have the same connection.

VIRCHOW discussed this complex of problems in his essay *Phlogose und Thrombose im Gefäßsystem* (Inflammation and thrombosis in the vascular system). Some of his experiments were performed on the carotid artery in dogs. The artery became enclosed in a sheath; probably due to the accumulation of tissue fluid, the arterial wall thickened but no real exudate was found on the inner surface of the artery. What did result, however, was what he termed an "irritative nutritional disorder", which he considered must be a "parenchymatous inflammation". He assumed that the "atheromatous changes" must be the result of this parenchymatous inflammation.

It should be understood that VIRCHOW, who was also a most fervent politician, considered the cells of connective tissues to belong to the "lower classes" of the great "cell state", i.e. to be in the same ranking as the cells of the great parenchyma (liver, kidney, heart muscles). This "parenchymatous inflammation" involved the connective tissue cells as well as the functional elements defined today as representing the organ parenchyma. In contrast however, the term "mesenchyme" is not mentioned in VIRCHOW's classical essays.

We are, therefore, faced with a most complicated problem. As a pathologist, VIRCHOW was naturally aware of all of the changes that had been termed "arteriosclerosis" since the era of LOBSTEIN. However, as a result of his experiments he had also come to realize that changes in arterial walls could be successfully induced; these changes seemed to him to represent a preliminary stage of sclerosis. Consequently, he thought it justified to interpret the "irritative nutritional disturbance" that he had induced as being the expression of an inflammation of the cellular tissue of the arterial walls.

VIRCHOW struggled to understand this complex of questions for about 20 years. He thought that inflammation could be regarded as an anomaly of "nutrition" (1852): "I assert ... above all that inflammation has a degenerative character and, although I call it an exacerbation of nutritional abnormalities, I still do not see in it any sign of increased strength but rather the expression of a reduction in strength ... and not infrequently even of complete destruction"! In his *Handbuch der speciellen Pathologie und Therapie* (Handbook of special pathology and therapy) (1854) he searched desperately for a way to define inflammation itself. He wrote that the sign of inflammation is the exudate, including the parenchymatous exudate, and that the tissue elements, i.e. the cells, became larger and showed a "granular deposit" in the protoplasm. He claimed that every kind of inflammation, even parenchymatous inflammation, could be distinguished from banal nutritional disturbances on the basis of its "speed, power and the element of danger" (1854). According to VIRCHOW, one of the most common changes that takes place in the arterial system is the simple process of "fatty metamorphosis", the equivalent of parenchymatous inflammation. He asserted that atheromas resulted from the formation of granular cells with a star-shaped structure and that *mutatis mutandis* similar alterations could be demonstrated in the heart (endocardium) (1856, 1859). In 1859 VIRCHOW stated that granular cells, cholesterin crystals and "lumps of a semisoft substance" characterized the "appearance of the seat of atheromatous disease".

VIRCHOW considered "fatty metamorphosis" to be the most significant cellular disturbance. He thought that the fatty granule cell might be a "granular globule" and occasionally even the equivalent of inflammation. He wrote that "it was a strange misunderstanding ... that resulted in those changes in the arteries being called atheromatous that are not limited to the deeper regions but also affect the surface." It soon became customary to refer to all forms of fatty degeneration in the arteries as "atheroma". Finally, VIRCHOW stressed: "In the end, the question remains as to where the seat of fatty degeneration really lies, in the spaces or in the cells."[7]

No conclusions could be drawn from VIRCHOW's conditionalistic observations, no matter how he tried to rationalize the problems at hand. To contrast with ROKITANSKY's encrustation theory, VIRCHOW drew attention to a particularly thorough investigation by RISSE (1853), which clearly showed that thrombosis on an arterial wall with atheromatous alterations could result in deposits, but that the atheroma itself had primarily nothing to do with the infiltration of fibrinous material.

All in all, VIRCHOW was correct in observing that the pathogenesis of what LOBSTEIN had called arteriosclerosis began with intimal thickening, that arteriosclerosis is caused by metabolic changes – parenchymatous granular degeneration and fatty degeneration of star-shaped cells – and that the appearance of fatty substances constitutes, as it were, the elementary character of the parenchymatous exudate. If it is taken into consideration that other authors (BIZOT, RAYER, TIEDEMANN, ENGEL, DITTRICH)[8] had, in the same connection, considered the possibility of inflammation, then it is understandable that VIRCHOW thought he could use the term *endarteritis deformans sive nodosa* to describe what we today call atherosclerosis (Table 2).

In 1862, AUGUST FOERSTER (Würzburg) provided an excellent description of arteriosclerosis and presented a series of typical findings in the form of an atlas. FOERSTER claimed that arteriosclerosis constituted hypertrophy of the arterial walls, in particular with intimal thickening, and that at a later stage the fibrillary structures softened and fatty globules occurred in addition to cholesterin crystals and liquefaction. The result was what he called a "molecular mass". FOERSTER referred to an "atheromatous process" and saw in this atheromatosis a preliminary stage of "chronic arteritis". In 1866, LANGHANS ascertained that intimal thickening always occurs in people at an advanced age and that the intima is supplied via the main blood stream. He established that the vasa vasorum of the adventitia only extend into the media, but no further. LANGHANS claimed that

---

[7] 1859, p 329.
[8] Cited according to VIRCHOW 1856, p 492.

MAJOR ARTERIAL DISCORDERS AS UNDERSTOOD BY VIRCHOW.

	Chronic deforming endarteritis	Simple fatty degeneration	Medical calcification
Aetiologie	Functional stress of vessel walls and dyscrasia (chlorosis, rheumatism) atparticular affected sites	Functional stress of vessel walls	"Free" calcium salts
Pathogenese	Disintegration of intimal ground substance, accumulation of tissue fluid	fatty deposits, even in normal tissue	Deposits of calcium salts, even inside muscle fibres, perhaps also affecting other layers

Fibrillary thickening of ground substance ⟋   ⟍ gelatinous metamorphosis

Increase in size and division of connective tissue cells ▪ active process ▪ inflammation as understood bei Virchow

Atheroma   fatty lesions   osseous plates

when the thickening of the intima had exceeded a certain limit, the layers furthest away from the nutrient surface would suffer a nutritional deficiency (RIND-FLEISCH 1878). In the deeper regions of the intima, or more precisely on and in the layers around the junction between the intima and the media, FOERSTER noted a fatty degeneration with disintegration of the ground substance. The resulting areas of softening were composed of a yellowish, greasy mass. RIND-FLEISCH, a pupil of VIRCHOW, did not hesitate to describe this atheromatous process as being of an inflammatory nature and coined the term *endaortitis chronica deformans.*

FELIX MARCHAND (Leipzig) twice published works dealing essentially with angiosclerosis (1904, 1907). Although medical calcification of the arteries of the extremities involved a number of anatomical peculiarities, he still included this in his conception of arteriosclerosis. In contrast, he believed that VON WINI-WARTER-BUERGER's disease had nothing to do with sclerosis. MARCHAND considered arteriosclerosis to be a predominantly degenerative process characterized by proliferation and progressive fatty degeneration of the star-shaped cells of the intima. As COHNHEIM's theory of inflammation gained increasing recognition (for references, see DOERR 1985), so VIRCHOW's idea that arteriosclerosis was an endarteritis resulting from parenchymatous inflammation rapidly lost support. Only the French School (1904) was still prepared to see a pathogenetic connection between arteriosclerosis and general inflammatory diseases, such as typhus, scarlet fever and rheumatoid arthritis. In following the historical principle *a potiori fit denominatio,* MARCHAND suggested, because of the central morphogenetic importance of fatty degeneration of the arterial intima, that one should speak of "atherosclerosis" or "scleroatherosis" rather than of arteriosclerosis.

Finally, I should like to assess what we have learned from VIRCHOW concerning the theory of arteriosclerosis. Which of his ideas are still valid today and which are not? Are VIRCHOW's basic theories of any use in contemporary pathology?

According to VIRCHOW, inflammation is a metabolic (nutritional) disturbance that can be distinguished from other comparable processes by its "speed, power and the element of danger". The morphological sign of inflammation is the exudate, the appearance of material (a) inside the cells, (b) in the intercellular spaces, and (c) in the areas surrounding the capillaries.

As the intima of the blood vessels (arteries and veins) contains no capillaries, the principle of "attraction" holds for the induction of inflammatory changes (the attraction theory of inflammation). By the expression "parenchyma", VIRCHOW understood the tissue that is situated *para* (next to) the *chymus* (lymph sap). This parenchyma may be made up of elements from the large organs (kidney, liver, cardiac muscle) or from the connective tissue. Looked at from the phenomenological point of view, VIRCHOW was quite right to venture the following two statements: (a) that the changes in the arterial walls which LOBSTEIN had called arteriosclerosis could be described as the result of a nutritional disturbance, indeed as a mild form of inflammation; (b) that inflammation could be referred to as being "parenchymatous".

In 1921, one hundred years after the birth of VIRCHOW all of these findings and arguments were reviewed by ASCHOFF, LUBARSCH and JORES in Volume 235 of *VIRCHOW's Archiv*. Within the framework of VIRCHOW's concept of pathology, LUDWIG ASCHOFF clearly explained two of the points in question. Firstly, intracellular metamorphosis of carbohydrates and proteins into fatty substances really does take place (fat phanerosis). Secondly, the pathologist understands inflammation as a morphological phenomenon, as an atypical feature, the clinician understands inflammation in aetiological and biological terms, i.e. from the point of view of infection and toxicity. ASCHOFF stated: "There can be no doubt that VIRCHOW's *endarteritis deformans* represents an attempt at repair".

OTTO LUBARSCH interpreted VIRCHOW's theory of inflammation as follows: (a) the inflammation was of an irritative nature; (b) it was a complex process; (c) any localized circulatory disturbances were of varying significance. According to ASCHOFF, parenchymatous inflammation was a kind of "inflammatory degeneration". LEONHARD JORES, who performed so many studies on arteriosclerosis (for references, see 1924), insisted that the term "angiosclerosis" comprised a variety of clinical phenomena and that a single expression was therefore not sufficient.

In order to portray the current situation accurately, it is necessary to trace two courses of development: *one* concerns the permeation of the arterial walls *ex centro in peripheriam et ab intima in adventitiam* (RIBBERT 1905), with and without fatty insudation (ANTISCHKOW 1913, 1914, 1922, 1925a, b; references in DOERR 1970; MEESSEN et al. 1975; OONEDA 1977; DOERR 1978, 1983, 1984, 1984/85), with and without "tangential force" (RANKE 1923); the *other* is the struggle to understand the concept of inflammation. At the 19th Congress of the German Pathological Society in 1923, RÖSSLE explained that, particularly from the viewpoint of comparative pathology, inflammation must be understood as "parenteral digestion".

Careful consideration of these arguments leads to the realization that inflammation cannot merely be the sum of the reactions induced by "irritation" in the vascular connective tissue (COHNHEIM 1873; MARCHAND 1924; EHRLICH 1956) but that *metabolic disorders* must also be involved. Indeed, the Leipzig School (HUECK 1937; BREDT 1942; HOLLE 1944) considered inflammation to be a metabolic reaction with the goal of restoring to the tissue the equilibrium that had been lost as a result of the irritation. As a consequence of this interpretation, BREDT (1962) described endarteritis as being the general term and arteriosclerosis as a "slow" form, i. e. the consequence of an inflammatory disease of the arteries.

In the language of contemporary international pathology, the fundamental theories of RUDOLF VIRCHOW appear to have drifted into oblivion. Today, inflammation is within the scope of the immunopathologist: it is analysed by cause and effect and is no longer examined on the basis of the laws of gestalt theory. Modern work on cell receptors and marker substances has revived interest in the "molecular pathology" of inflammation (SCHADE 1935) that once led to attention being focused on SCHADE's "hyperplethia" of the area of inflammation. G. B. GRUBER's reference to the subendothelial area as the "cradle of bioplastic possibilities" (cited according to BREDT 1962; OREKHOV et al. 1986) indicates that he had foreseen, almost prophetically, that cellular communication systems, e. g. ionic channels, make possible the "transmission of signals" and "internalization", i. e. intracellular processes, e. g. the release of platelet factors, under whose influence LANGHANS-WISSLER cells proliferate.

Today, we no longer speak of "parenchymatous inflammation", for we have become pupils of COHNHEIM and base our approach on the theory of vascular inflammation ("theory of alteration" of the capillary walls). We also have a different conception of parenchyma. Nevertheless, we should still be grateful to VIRCHOW. His wealth of ideas and the clarity of his descriptions still inspire us to observe everything critically, thus ensuring that we do not become too proud of our own findings; we should rather remain modest and objective and see our achievements, so to speak, in a historical context, taking into consideration the whole development of the problem at hand.

Without any doubt, we can maintain that arteriosclerosis (or atherosclerosis) does not represent an *entité morbide*. Dependent upon which processes prevail – the predominantly passive and infiltrative or the cellular-reactive ones – arteriosclerosis manifests itself in a number of principal forms that vary according to primary alterations, pathological appearance, rate of progression and prognosis. *This is VIRCHOW's legacy to the theory of arteriosclerosis!*

I should like to close by quoting FRANCIS BACON, the first baron of Verulam: *Multa in scriptis antiquorum latent quae negleguntur, quia a paucis veteres leguntur!*

Bibliography

Andral GG (1829) Traité d'anatomie pathologique (3 Bde). Paris

Anitschkow N (1913) Über die Veränderungen der Kaninchenaorta bei experimenteller Cholesterinsteatose. Beitr path Anat 56:379

Anitschkow N (1914) Über die Atherosklerose der Aorta beim Kaninchen und über deren Entstehungsbedingungen. Beitr path Anat 59:306

Anitschkow N (1922) Über die experimentelle Atherosklerose der Aorta beim Meerschweinchen. Beitr path Anat 70:265

Anitschkow N (1925)a Einige Ergebnisse der experimentellen Atheroskleroseforschung. Verh dtsch Path Ges 20:149

Anitschkow N (1925)b zur Histophysiologie der Arterienwand. Klin Wschr 4:2233

Arnold J (1873) Über Diapedesis. Virchows Archiv 58:203 *und* 231

Aschoff L (1921) Virchows Lehre von den Degenerationen (passiven Vorgängen) und ihre Weiterentwicklung. Virchows Archiv 235:152

Bizot J (1837) Recherches sur le coeur et le système artériel chez l'homme. Mém. de la soc. méd. d'obs. Tome I p. 262–411. Paris

Bredt H (1942) Entzündung und Sklerose der Lungenschlagader. Ein Beitrag zur Kenntnis des Begriffes und der Erscheinungsformen der Endarteriitis und Arteriosklerose. Virchows Archiv 308:60

Bredt H (1962) Begriffsbestimmung und Fortschritte in der Morphologie von Hypertonie und Atherosklerose. Regensbg Jb ärztl Fortbildg X, 6:355

Chiari H (1954) Carl von Rokitanskys Bedeutung für die pathologische Anatomie. Wien klin Wschr 66:134

Cohnheim J (1867) Über Entzündung und Eiterung. Virchows Archiv 40:1

Cohnheim J (1873) Neue Untersuchungen über die Entzündung. A. Hirschwald, Berlin

Constantinides P (1984) Atherosclerosis. – A General Survey and Synthesis. Surv Synth Path Res 3:477–498

Denk W (1954) Carl Freiherr von Rokitansky. Wien klin Wschr 66:129

Diepgen P (1951) Geschichte der Medizin. W. de Gruyter, Berlin Bd. II, 1. Hälfte

Doerr W (1970) Allgemeine Pathologie der Organe des Kreislaufs. In: Handb. Allg. Path. Springer, Berlin-Heidelberg-New York Bd. III Tl. 4 S. 225

Doerr W (1978) Jean Cruveilhier, Carl v. Rokitansky, Rudolf Virchow. – Fundamente der Pathologie. Virchows Archiv, Abt. A, 378:1–16

Doerr W (1978) Arteriosclerosis without end. Virchows Archiv, A, 380:91

Doerr W (1983) Pathologisch-anatomische Definition der Arteriosklerose. Dtsch Ärzteblatt 80:30 Heft 20

Doerr W (1984) Prinzipien der Pathogenese großer Herz- und Gefäßkrankheiten. S.ber Physikal Med Sozietät Erlangen. Neue Folge Bd. 1:1

Doerr W (1984/85) Allgemeine Pathologische Anatomie der Gefäßerkrankungen in Deutschland. Dtsch. Ges. Angiologie, 3. deutsch-japanischer Kongreß 1984 in Heidelberg, Verhandlungsband. Demeter, Gräfelfing S. 53

Doerr W (1985) Cohnheims Entzündungslehre und die aktuelle Debatte. Zbl allg Pathol u pathol Anat 130:299

Ehrich W (1956) Die Entzündung. Handb. Allg. Path. Springer, Berlin-Göttingen-Heidelberg Bd. VII Tl. 1

Förster A (1862) Lehrbuch der pathologischen Anatomie. Fr. Mauke, Jena

Gruber GgB (1934/35) Karl von Rokitansky. Rezension des Sonderheftes der Wien. med. Wschr. 84 (1934) Zbl Path 61:44

Henle J (1840) Pathologische Untersuchungen. A. Hirschwald, Berlin

Henle J (1846) Handbuch der rationellen Pathologie. Fr. Vieweg u. Sohn, Braunschweig Bd. I

His W (1965) Die Häute und Höhlen des mittleren Keimblattes. In: Wilhelm His der Ältere. Bern und Stuttgart

Hofer HU (1974) Die Arteriosklerose in der pathologischen Anatomie des 19. Jahrhunderts. Juris Druck, Zürich

Holle G (1943) Über Lipoidose, Atheromatose und Sklerose der Aorta und deren Beziehungen zur Endaortitis. Virchows Archiv 310:160

Hueck W (1937) Morphologische Pathologie. Thieme, Leipzig

Jores L (1921) Die Entwicklung der Lehre von der Arteriosklerose seit Virchow. Virchows Archiv 235:262

Jores L (1924) Arterien. In: Friedrich Henke und Otto Lubarsch: Handbuch der speziellen Pathologischen Anatomie. Julius Springer, Berlin Bd. II S. 608–786

Klemperer P (1968) Pathology from Morgagni to Bichat. Year Book of Pathology 1961–1962 S. 13. Year Book Med. Publishers, Chicago

Kölliker A (1854) Mikroskopische Anatomie oder Gewebelehre des Menschen. W. Engelmann, Leipzig

Kreysig FL (1817) Die Krankheiten des Herzens. Berlin: Maurersche Handlung 1814 Bd. I S. 27ff.; Bd. III S. 248ff.

Kußmaul A (1931) Jugenderinnerungen eines alten Arztes. 14. bis 18. Auflage. Bonz und Company, Stuttgart S. 282

Laennec RTH (1819) De l'auscultation médiate, traité du diagnostic des maladies des poumons et du coeur. I. A. Brosson, J. S. Chaudé Tome II, 1, Paris (1. Auflage), S. 404

Laennec RTH (1826) Traité de l'auscultation médiate et des maladies des poumons et du coeur. J. S. Chaudé, Tome II, Paris S. 696

Langhans Th (1866) Beiträge zur normalen und pathologischen Anatomie der Arterien. Virchows Archiv 36:187

Lesky E (1960) Carl von Rokitansky. Selbstbiographie und Antrittsrede. S.ber. Österr. Ak. Wissensch., Philos. histor. Kl., 234, Abh. 3. H. Böhlau Nachf., Graz-Wien-Köln

Lobstein JF (1833) Traité d'anatomie pathologique. Tome II. Levrault, Paris S. 550

Lubarsch O (1921) Virchows Entzündungslehre und ihre Weiterentwicklung bis zur Gegenwart. Virchows Arch. 235:186

Majno G, Underwood JM, Zand Th, Isabelle Joris (1985) The significance of endothelial stomata and stigmata in the rat aorta. Virchows Arch. A, 408:75–91

Marchand F (1904) Über Arteriosklerose (Athero-Sklerose). Verh d Kongresses f Innere Medizin 21:23

Marchand F (1907) Arterien. In: Eulenburgs Realenzyklopädie der gesamten Heilkunde. Urban und Schwarzenberg, Berlin und Wien Bd. 1, S. 768ff.

Marchand F (1924) Die örtlichen reaktiven Vorgänge. Handb. Allg. Path. S. Hirzel, Leipzig Bd. IV 1. Abt. S. 78

Morpurgo B (1934) Die Lehre von Krase und Blastem. Hundert Jahre nach der Antrittsvorlesung Rokitanskys in Wien. Wien med Wschr 84:403

Müller M (1930) Rokitanskys Krasenlehre. Sudhoffs Archiv 23:10; – unveränderter Nachdruck 1965

Ooneda G, Yoshida Y (1977) Atherosclerosis in Japan: Pathology. Atherosclerosis Reviews 2:91

Orekhov AN, Kalantarov GF, Andreeva ER, Prokazova NV, Trakht JN, Bergelson LD, Smirnow VN (1986) Monoclonal antibody reveals heterogeneity in human aortic intima. Am J Path 122:379–385

Pagel W (1931) Virchow und die Grundlagen der Medizin des XIX. Jahrhunderts. Jenaer med. histor. Beiträge Heft 14. G. Fischer, Jena

Ranke O (1932) Über die Änderung des elastischen Widerstandes der Arterienintima und ihre Folgen für die Entstehung der Atheromatose. Beitr path Anat 71:78

Recklinghausen Fv (1863) Zur Geschichte der Versilberungsmethode. Virchows Archiv 27:419

Recklinghausen Fv (1883) Handbuch der Allgemeinen Pathologie des Kreislaufes und der Ernährung. F. Enke, Stuttgart

Ribbert H (1905) Über die Genese der arteriosklerotischen Veränderungen der Intima. Verh dtsch path Ges 8:168
Ribbert H (1918) Die Arteriosklerose. Dtsch med Wschr 44:953
Rindfleisch E (1878) Lehrbuch der pathologischen Gewebelehre. 5. Auflage. W. Engelmann, Leipzig
Rössle R (1923) Entzündung. Verh dtsch path Ges 19:18
Rössle R (1934) Karl von Rokitansky und Rudolf Virchow Wien med Wschr 84:405
Rokitansky C (1844) Handbuch der speciellen pathologischen Anatomie. Braumüller und Seidel, Wien (a) Bd. I
Rokitansky C (1844) Handbuch der pathologischen Anatomie. Braumüller und Seidel, Wien (b) Bd. II
Rokitansky Cv (1846) Handbuch der allgemeinen pathologischen Anatomie. Braumüller und Seidel, Wien Bd. I S. 134
Rokitansky C (1852) Über einige der wichtigsten Krankheiten der Arterien. K. K. Hof- u. Staatsdruckerei Wien
Rokitansky C (1855) Lehrbuch der pathologischen Anatomie. Braumüller, Wien Bd. I
Rokitansky Cv (1856) Lehrbuch der pathologischen Anatomie. Wilhelm Braumüller, Wien Bd. II S. 306ff.
Rokitansky C (1856) Lehrbuch der pathologischen Anatomie. W. Braumüller, Wien Bd. II S. 299
Schade H (1935) Die Molekularpathologie der Entzündung. Th. Steinkopff, Dresden und Leipzig
Schiefferdecker (ohne Vornamen) (1896) Bau der Wandung der Blutgefäße. S.ber. Niederrhein. Ges. f. Natur- u. Heilkunde, Bonn 1896, 1. Hälfte S. 14 (Sitzung vom 10. Februar)
Schönbauer L (1954) Carl von Rokitansky. Wien klin Wschr 66:181
Staubesand J (1959) Anatomie der Blutgefäße. In: M. Ratschow: Angiologie. Thieme, Stuttgart
Staubesand J (1976) Beobachtungen an stillgelegten Arterien. Verh Anat Ges 70:715
Talma S (1879) Ueber Endarteriitis chronica. Virchows Archiv 77:242
Virchow R (1846) Preußische Medicinal-Zeitung XV S. 237 und 243
Virchow R (1852) Ueber parenchymatöse Entzündung. Virchows Archiv 4:261
Virchow R (1854) Handbuch der speciellen Pathologie und Therapie. F. Enke, Erlangen Bd. I
Virchow R (1855) Die neue Auflage von Rokitanskys allgemeiner pathologischer Anatomie. Wien med Wschr 5:401 *und* 417
Virchow R (1856) Gesammelte Abhandlungen zur Wissenschaftlichen Medizin. Meidinger, Frankfurt
Virchow R (1859) Die Cellularpathologie in ihrer Begründung auf physiologische und pathologische Gewebelehre. 2. Auflage. A. Hirschwald, Berlin
Virchow R (1895) Hundert Jahre allgemeiner Pathologie. Festschr hundertj. Stiftungsfeier des med. chirurg. Friedrich-Wilhelms-Institutes. A. Hirschwald, Berlin S. 589
Wunderlich CA (1841) Wien und Paris. Stuttgart

Über die letzten Ursachen disruptiver Erkrankungen der Aorta

Wilhelm Doerr*

Wenn sich der Vorstand der Thoraxchirurgen entschlossen hat, den Bericht eines Pathologen an den Anfang der heutigen Debatte zu stellen, dann erwartet man, daß etwas gesagt werden könnte, was der Verständigung dient, das Verständnis vom Wesen des „Phänomens Aneurysma" vertieft und vielleicht auch, was neu ist! Das Verhandlungsthema berührt einen *historischen Gegenstand* (Abb. 1). Meine „Haltepunkte" gleichen Orientierungsmarken; die klassische Literatur ist unendlich viel reichhaltiger.

In der *Transactions* der *Pathological Society* in London findet sich der briefliche Bericht des „Dr. Latham for Dr. Swaine" – 1856 – betreffend den Fall eines 51-jährigen Mannes, der auf dem Heimweg nach einem arbeitsreichen Tag perakut von einem Vernichtungsschmerz in pectore befallen wurde und seinen Ärzten glaubhaft versicherte, daß er ein krachendes Geräusch in seinem Körper gehört habe, „als ob etwas zerrissen wäre". Nach etwa drei Wochen trat der Tod ein. Die Obduktion zeigte eine riesenhafte, von der linken Subclavia bis über die Bifurcatio aortae reichende Dissektion.

Erlauben Sie, daß ich einige *historische Dokumente* vorlege: Wir verdanken ROKITANSKY (1852) einen Atlas über einige der „wichtigsten Krankheiten der Arterien" (Abb. 2). Formen der Aneurysmen, Lokalisation und Ausdehnung der Rupturen, aber auch die pathogenetischen Prämissen sind festgehalten. BOSTRÖM (1887) hat ein, wie er es nannte, geheiltes Aneurysma dissecans, betref-

HISTORISCHE HALTEPUNKTE DER ANEURYSMAFORSCHUNG		
Jean François FERNEL	1554 Paris	"An. schlechthin"
Giovanni Maria LANCISI	1714 Rom	"An. spurium"
Giovanni Battista MORGAGNI	1761 Padua	Aortenruptur m. Blutung intra muros
Antonio SCARPA	1804 Pavia	An. als chirurg. Problem
R.Th. H. LAENNEC	1828 Paris	"Anèvr disséquante"
Carl v. ROKITANSKY	1852 Wien	Systematik

Abb. 1. Historische Orientierungsmarken

* Vortrag, Thoraxchirurgische Tagung, Bad Nauheim, am 20. 2. 1987.

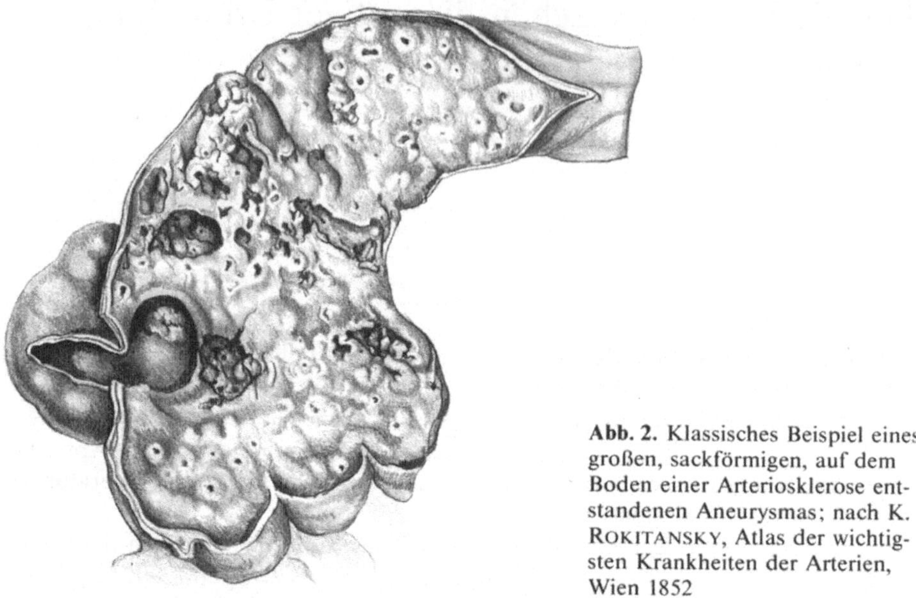

Abb. 2. Klassisches Beispiel eines großen, sackförmigen, auf dem Boden einer Arteriosklerose entstandenen Aneurysmas; nach K. ROKITANSKY, Atlas der wichtigsten Krankheiten der Arterien, Wien 1852

fend einen 61 Jahre alt gewordenen Mann abgebildet (Abb. 3). Er betont die transversale circumferentielle Ruptur als Voraussetzung für die Ausbildung eines „Hohlmantels" *und* die Endothelisierung. Er kennt 1887 schon 177 Fälle der Literatur. In aller Regel erfolge die Dissektion im Inneren der Media. EDUARD

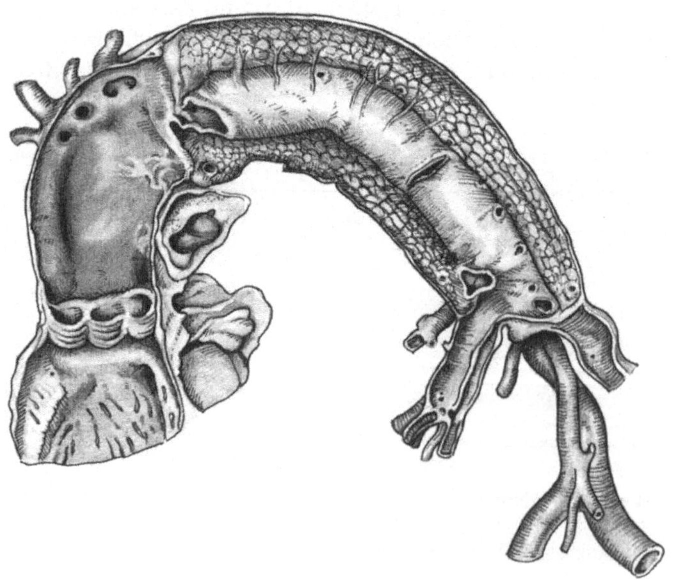

Abb. 3. Fall 1 von E. BOSTROEM, 1887. Sogenanntes geheiltes Aneurysma dissecans

v. RINDFLEISCH (1884; 1893) spricht von „klammerartigen Verbindungen" zwischen Aorta und Pulmonalarterie (Abb. 4). Seiner Meinung nach reißt die „systolische Spreizung" des Aortenbogens diesen von seiner Befestigung an der Pulmonalarterie los. Dadurch entstünden Einrisse, mindestens aber Mediaschäden, welche eine spätere Dissektion ermöglichten. OTTO BUSSE (1906) hatte den Fall einer 51-jährigen Frau beobachtet (Abb. 5), bei der ein ausgedehntes thorakales Aneurysma mit zweifacher Rückperforation – angeblich – im Zusammenhang mit großer körperlicher Anstrengung ein Jahr vor dem Tod entstanden sei.

Mit RINDFLEISCH und der Lehre von den *Vincula aortae* – den Fesseln, gemeint sind die Befestigungsstellen der Aorta – nähern wir uns der *pathogenetischen Betrachtung:* Er hat in der 5. Auflage seines Lehrbuches (1878) die Prädilektionsorte der thorakalen Aneurysmen an eine von ihm genau beschriebene, spiralig verlaufende Linie gebunden (Abb. 6). Sie würde durch spiralige Drehung des Aortenblutstroms bezeichnet; er sprach von der *Brandungslinie,* gelegentlich von modifizierter, im Falle des Vorliegens von Stenosen von Rückstaubrandungslinie.

Ich hatte mich vor 25 Jahren mit diesen Fragen beschäftigt. Mein damaliger Mitarbeiter KL. GOERTTLER fertigte Ausgüsse der Aorten durch den Kunststoff Technovit. Die menschliche Aorta ist gleich einem doppelt s-förmig gekrümmten Rohr. Die punktierte Linie entspricht der Brandungslinie, die Schraffur der Anordung feiner Riffelbildungen, der *Superficies undulosae aortae.*

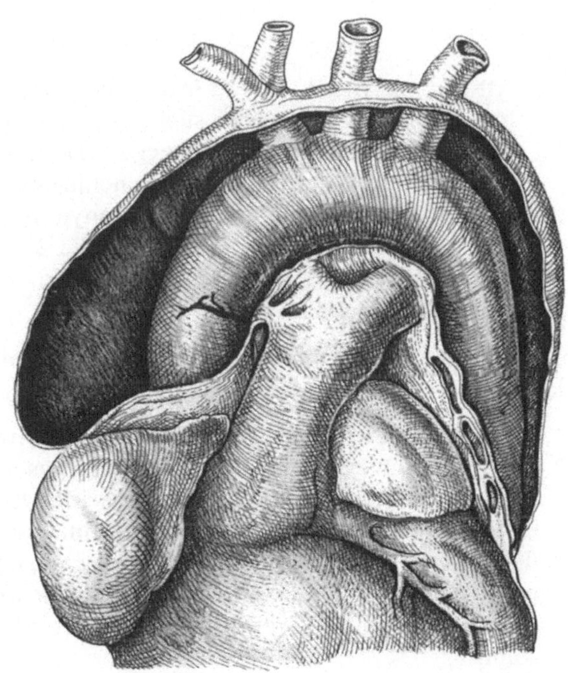

Abb. 4. Darstellung der Vincula aortae im Sinne von RINDFLEISCH (1884). Graphisch überarbeitet. Das peri-epikardiale Umschlagblatt und das Ligamentum arteriosum Botalli halten die Aorta gegen den Schub in Blutstromrichtung fest

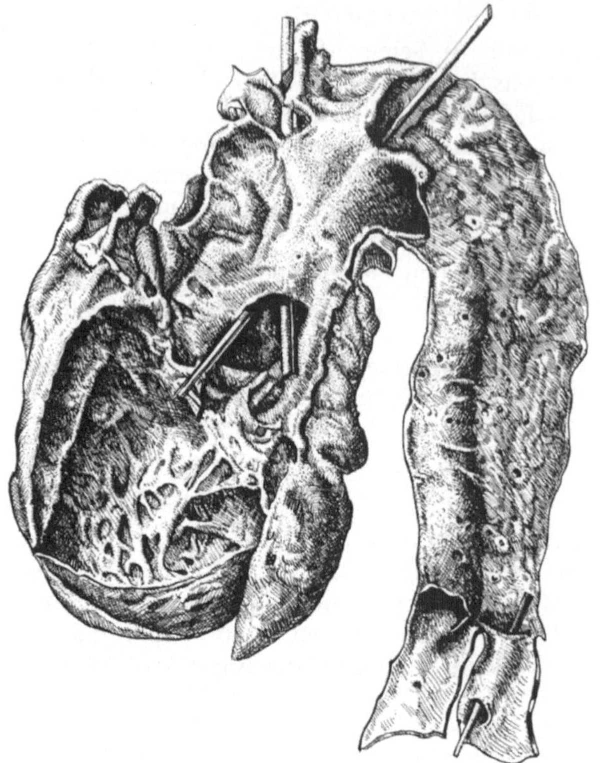

Abb. 5. Fall Busse, sogenanntes traumatisches Aneurysma der Aorta, 1906

Rindfleisch gab 5 *Prädilektionsorte* der häufigeren thorakalen Aneurysmen an: Das *erste* wölbe sich gegen die Arteria pulmonalis und umgriffe diese. Das *zweite* entspringe gegen die rechte Lunge; im Falle der Ruptur käme es zur Blutung in das Bronchialsystem. Das *vierte* Aneurysma gehe von einem zwischen Truncus anonymus und Carotis sinistra gelegenen Punkte aus und wende sich gegen die Trachea. Das *fünfte* liege zwischen linker Subclavia und dem Isthmus aortae; es dehne sich aus in Richtung auf die Brustwirbelsäule.

So weit die Vorbemerkungen. Ich möchte meinen Auftrag folgendermaßen erfüllen:

1. Es seien einige Worte zum Feinbau der Aorta gestattet.
2. Ich möchte versuchen zu definieren, was ein Aneurysma ist und welche Hauptformen man tunlichst unterscheiden könnte.
3. Es soll untersucht werden, wodurch ein Aneurysma entsteht.
4. Es müssen Aussagen zur Typologie gewagt, und es soll geklärt werden, inwieweit der Erwerb eines Aneurysma dem somatischen Fatum seines Trägers zugehört und ob ein Einfluß ernstlich auf das Geschehen gewonnen werden kann.

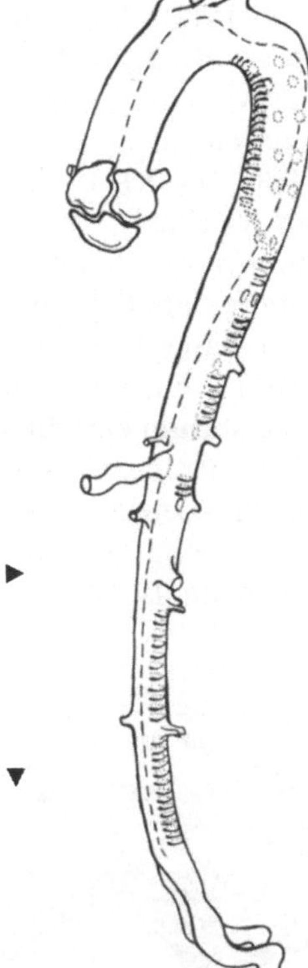

Abb. 6. Ausguß der Aorta durch einen Kunststoff und Darstellung ▶
der „Brandungslinie". Die Aorta entspricht einem doppelt-s-förmig
gekrümmten Hohlkörper. Im Bereiche der Innenkurven entstehen
die Superficies undulosae aortae. Aus DOERR „Perfusionstheorie"
(Stuttgart 1963)

Abb. 7. Schematische Darstellung der Konstruktion der Aorten- ▼
media; nach P. JIPP und KL. SEIFERT (in DOERR „Perfusionstheorie", Stuttgart: THIEME 1963). Eigenartig kompliziertes Verbundsy-
stem von elastischen und kollagenen Fasern. In den Binnenräumen
findet sich eine kolloidosmotisch aktive Grundsubstanz und ein System von spiralig angeordneten Muskelfasern. Der Feinbau der Aortenmedia entspricht einem „Scherengitter"

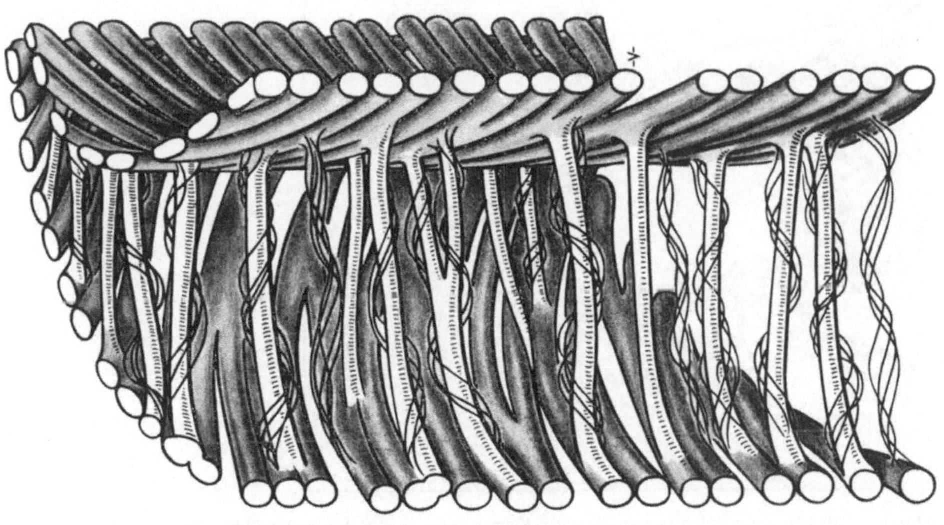

Zu 1: Ich gehe davon aus, daß der Bau der Aortenwand im Grundsätzlichen bekannt ist. Die *Intima* ist zellreich, sie gleicht einem Mesenchymschwamm. Sie ist im Bereiche der Innenkurven stärker. Die Zellen von einiger metabolischer Aktivität kennt man seit 1866 (TH. LANGHANS). Sie dienen resorptiven, defensiven (entzündlichen) und reparativen Funktionen (HOFMANN und GOGER 1974; 1976; OREKHOV et al. 1986). Die *Media* der menschlichen Aorta besteht aus 45 bis 60 elastischen Platten. Sie sind niemals komplett zirkulär angeordnet, sondern nur ⅓ bis ¾ zirkukär ausgedehnt, wie ein Scherengitter gebaut und zirkumferentiell gegeneinander versetzt (Abb. 7). Die Halterung erfolgt dadurch, daß glatte Muskelfasern durch Kontaktpunkte, – die „bobbins" („Klöppelspitzen") – mit den Mukoidscheiden der elastischen Platten verbunden sind. Das Interstitium enthält kolloidale Gemische von Proteoglykanen. Die *Adventitia* besteht aus lockerem und kollagenfasrigem Material, Lymphbahnen und Vasa vasorum. Letztere treten durch die Lücken in der äußersten Grenzlamelle in die Media ein, überschreiten aber das äußere Drittel der ganzen Mediadicke so gut wie niemals. Der *Anfangsteil der Aorta* wird durch je eine kleine Arterie aus der

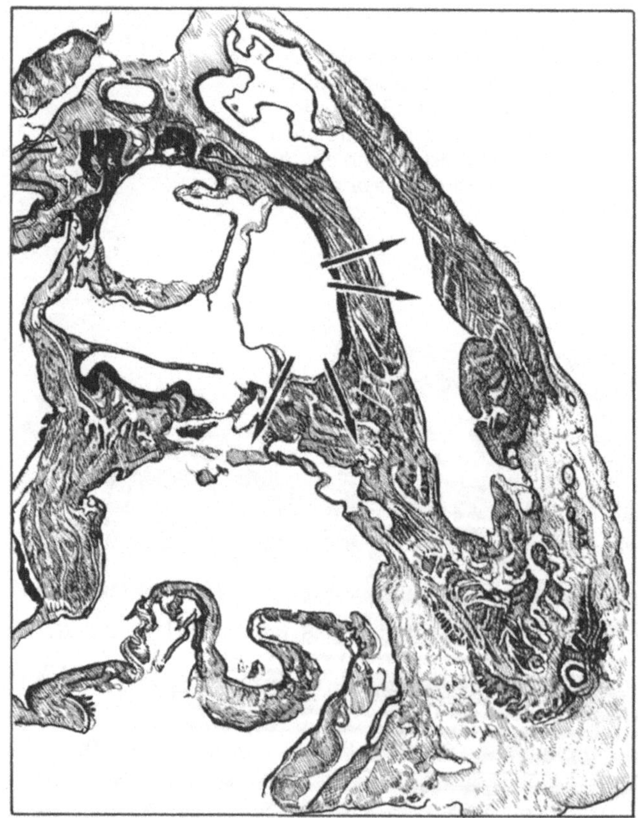

Abb. 8. Holoptischer Schnitt parallel zur Kammerbasis des Herzens, Ansicht von kranial. Darstellung der sogenannten Cardiaorta. Man beachte die topographischen Beziehungen der Sinus Valsalvae aortae zur unmittelbaren Umgebung

Coronaria links und rechts versorgt. Man nennt ihn *Cardiaorta* (NEUMANN 1939). Die topographischen Beziehungen zur Umgebung (rechtes Herz, Septum fibrosum mit spezifischer Muskulatur) sind bemerkenswert (Abb. 8). Der erfahrene Obduzent weiß, daß mit zunehmendem Lebensalter die *Dehnbarkeit der Aorta* abnimmt (HWILIWITZKAYA 1926). Er prüft mittels Querschnitt durch die Lendenaorta am Ende der Autopsie, ob und welche elastische Retraktionen nachweisbar sind. Die Aorta des gesunden Menschen im Alter von 20 Jahren

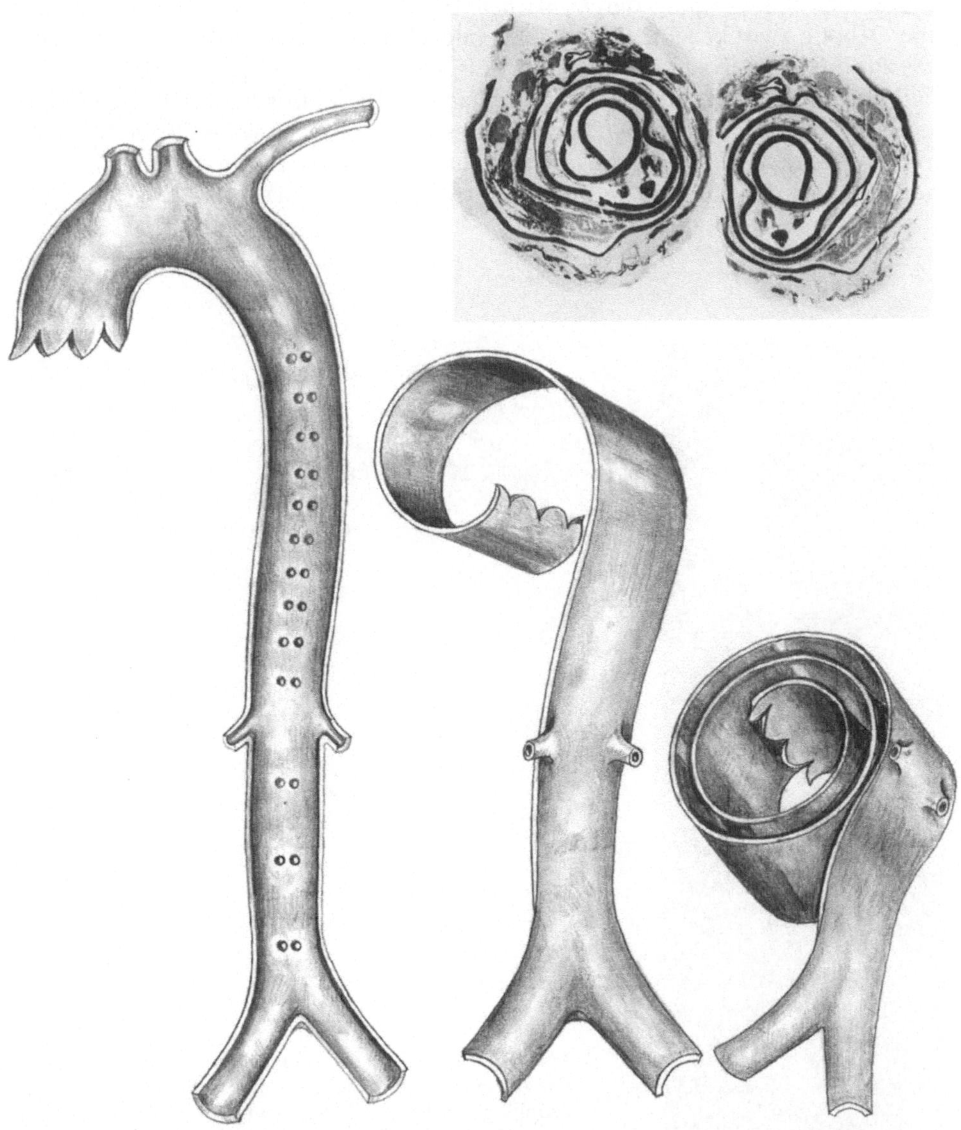

Abb. 9. Schematische Darstellung der Längsschnittuntersuchungen der Aorten, Einzelheiten bei DOERR 1963 und 1970.

wiegt etwa 80 g, die des 70-jährigen, auch ohne nennenswerte Atherosklerose, fast 300 g. Man kann dies am einfachsten durch Schnittveraschung, d.h. den Nachweis der zunehmenden Mineralisation plausibel machen.

Wir hatten jahrelang die Aorten unseres Sektionsgutes (Berlin, Kiel, Heidelberg) im Längsschnitt untersucht (Abb. 9). Die Technik bedarf einer gewissen Übung, gelingt dann aber ohne Schwierigkeit (DOERR 1963, 1970). Der Vorteil ist, daß man prima facie sieht, ob und welche pathologischen Veränderungen *wie* und *wo* angegangen sind, ob isolierte oder polytope oder gar systemische Alterationen vorliegen.

Auf der Jahrestagung der *Deutschen Gesellschaft für Physiologie* 1934 fand eine Debatte zwischen PH. BROEMSER und H. REIN über folgende *These* statt: Das Produkt aus Systolendauer und Pulswellengeschwindigkeit steht bei allen Tierklassen zur Länge der Arterien in gleichem Verhältnis (Abb. 10). Ich kenne keine Aussage, die für unser Thema interessanter wäre. Welche Größe Sie auch immer verändern, es muß etwas geschehen, das aus der Norm herausfällt. „Die Pathologie ist die Physiologie mit Hindernissen" (VIRCHOW 1854).

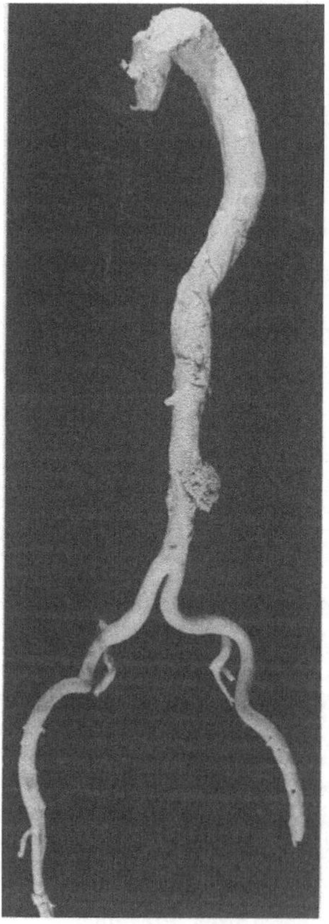

Abb. 10. Theorem von BROEMSER (1934)

◁ **Abb. 11.** Ausguß der Aorta eines 86-jährigen Mannes. Die Aorta ist zu lang und zu weit geworden! Sie zeigt ein „Kinking" und eine „Torquierung" (der Wandschichten gegeneinander) *und* ein kleines Aneurysma

Ich zeige den Ausguß einer Greisenaorta (Abb. 11). Sie ist zu lang, sie trägt ein „Kinking", ihre Wand ist torquiert, das hypertrophische Herz trägt durch Tachyarrhythmie und Pulswellenstoß zur Lockerung der Verschiebeschichten bei.

Im Jahre 1923 hatte der (nachmalige) Physiologe OTTO RANKE die Beweglichkeit der aortalen Wandschichten *gegeneinander* dadurch geprüft, daß er Intima und Media durch ein mechanisches Scharnier - durch Scharnierzüge - belastete. Dabei fand er eine deutliche Verschieblichkeit der Intima gegen die Media. Ich hatte in Injektionsversuchen mit Blutserum (Aderlaßblut) und Kongorot festgestellt, - manuelle Drucke über 230 mm Hg -, daß die stärkste Dislokation zwischen mittlerem und äußerem Drittel der Media in Szene geht (DOERR und MOSCHNER 1963).

Zu 2: Was ist ein Aneurysma und welche Formen sollte man auseinanderhalten?

Die einfachste Definition stammt von FELIX HELMSTEDTER aus der Schule von v. RECKLINGHAUSEN (1873; Abb. 12). Damit kann man aber diagnostisch nicht arbeiten, obwohl sie logisch einwandfrei ist. Ich hatte mir daher angewöhnt zu unterscheiden nach dem *Wesen,* nach der *Entstehung* und nach der *Form* (DOERR 1963).

"On donne le nom d' anèvrysme à toute tumeur formée par le sang en communication directe avec le canal d'une artère"

(Straßburger Definition, nach Helmstedter – v. Recklinghausen)

Abb. 12. Klassische Definition eines Aneurysma

Zu 3: Es soll untersucht werden, wodurch ein Aneurysma entsteht.

Mir liegt daran, die *hauptsächlichen Bedingungskomplexe* anzusprechen. Merkwürdigerweise haben schon die Alten (AMBROISE PARÉ, LANCISI, LANCERAUX, HERTZ) an die Bedeutung der Lues gedacht (Lit. bei PUPPE 1894). Wir erinnern uns an die klassischen Arbeiten von PAUL DÖHLE (1885, 1895) und ARNOLD HELLER (1900) über die Herausarbeitung der luischen Aortitis als Entité morbide. Ich nenne weiter die Generaldebatte über die Abgrenzung von Arteriosklerose und Aortitis zwischen KOESTER (1876), BENDA, MARCHAND und CHIARI (alle 1904) *und* die Klärung der formalen Genese der Aneurysmen. Das klassische Bild der tertiären Syphilis ist verschwunden, allein die Mesaortitis luica im Sektionsgut geblieben. Die Menschen sterben aber - statistisch - nicht am Aneurysma, sondern der Aorten-Insuffizienz (DOERR 1963).

In der kausalen Pathogenese der thorakalen Aneurysmen spielen die entscheidende Rolle:

Bluthochdruck, gleich aus welcher Ursache (PUPPE 1894; KUTSCHERA 1927; GORE 1952; EDWARDS 1961: Phäochromocytom; ROBERTS 1981);
psychologische Insulte, also sog. Stress (zuerst: C. HART 1971);

heredodegenerative Veränderungen, nämlich Isthmusstenose der Aorta, Marfan-Syndrom, Ehlers-Danlos-, Morgagni-Turner-Albright-Syndrom („Abiotrophie"), Zweiklappigkeit der Aorta (ABBOTT 1936; EDWARDS et al. 1978; SATTER 1986; GOTT et al. 1986);

skleratheromatöse Texturstörungen (BENDA 1904: Askl als Sekundärphänomen; ROBERTS 1981: „inverse relationship");

senile Aortektasie (ROKITANSKY 1852; EDWARS 1961: oft als idiopathische Dilatation; SCHLATMANN und BECKER 1977: als allein entscheidende Veränderung);

poststenotische Dilatation (EDWARDS 1961);

Schwangerschaft (v. RECKLINGHAUSEN 1864! FRIEDBERG 1959; ROBERTS 1981);

mykotische oder sonstige Infektionen (PONFICK 1873; FRIEDLÄNDER 1876; BENDA 1902; EDWARS 1961);

Trauma („inneres" Trauma PUPPE 1894, OPPENHEIM 1918; „akzidentelles" Trauma CHIARI 1904b, SCHEDE 1908: dort ältere Lit.; STAEMMLER 1955; „iatrogenes" Trauma: RIEDE 1986).

Die *formale Pathogense* ist das eigentliche Feld des Morphologen. *Ubi est locus morbi?* Was geschieht dort? Es gehört zu den eindrucksvollsten Erfahrungen der aktuellen Pathologie, daß es sehr schwer ist, originell zu sein. Denn unsere Altvorderen haben das meiste richtig gesehen und bedacht: FRIEDRICH DANIEL V. RECKLINGHAUSEN hatte schon 1864 klargestellt, daß der entscheidende gewebliche Vorgang bei der Ausbildung eines Aneurysma die herdförmige Zerstörung der elastischen Fasern der Media sei. Er hat durch HELMSTEDTER diese Vorgänge (1873) genauer darstellen lassen (Abb. 13). Nicht „Dehnung" sei der entscheidende Vorgang, sondern „Kontinuitätstrennung" der Bausteineinheiten (BENDA 1902). Man sprach von Mikrorupturen der elastischen Netze. Je nach der Extensität des Prozesses kommt es einmal zur Überdehnung („Dehnungsaneurysma"), zum anderen zur Ruptur („Rupturaneurysma"). Es liege also kein grundsätzlicher Unterschied vor, sondern nur ein gradueller. Andererseits wurde unterschieden zwischen „Dehnbarkeit" und „Zerreißungswiderstand"; erstere gehöre zur Media und sei dort besonders groß, letzterer gehöre zur Adventitia. Heilungsvorgänge an Rupturstellen führten zum „Gefäßcallus" (MANZ 1898).

Es ist verständlich, daß sich Generationen von Pathologen darum bemüht haben, die „schwache Stelle" in der Aortenwand zu definieren. KOESTER in Bonn (1876) entdeckte *„mesarteriitische Flecke"*, d.h. Stellen der Intima, die sich durch ihre hellere Farbe auszeichneten. Dort waren die elastischen Netze der benachbarten Media zerstört. Die Desintegration käme durch entzündliche Veränderungen zustande. Jene würden von der Adventitia aus durch die Vasa vasorum herangetragen. Um welche Formen entzündlicher Basisphänomene es sich damals gehandelt hatte, wissen wir heute nicht. Lues, Rheuma, Sepsis tarda, vielleicht eine Riesenzellenarteriitis mögen vorgelegen haben. Tatsächlich hatte MARCHAND Riesenzellen (Fremdkörperriesenzellen in der alterierten Aortenwand, angelehnt an Splitterchen der Elastica) beschrieben (1904). Die von KOESTER richtig beobachteten sogenannten mesarteriitischen Flecke wurden wieder-

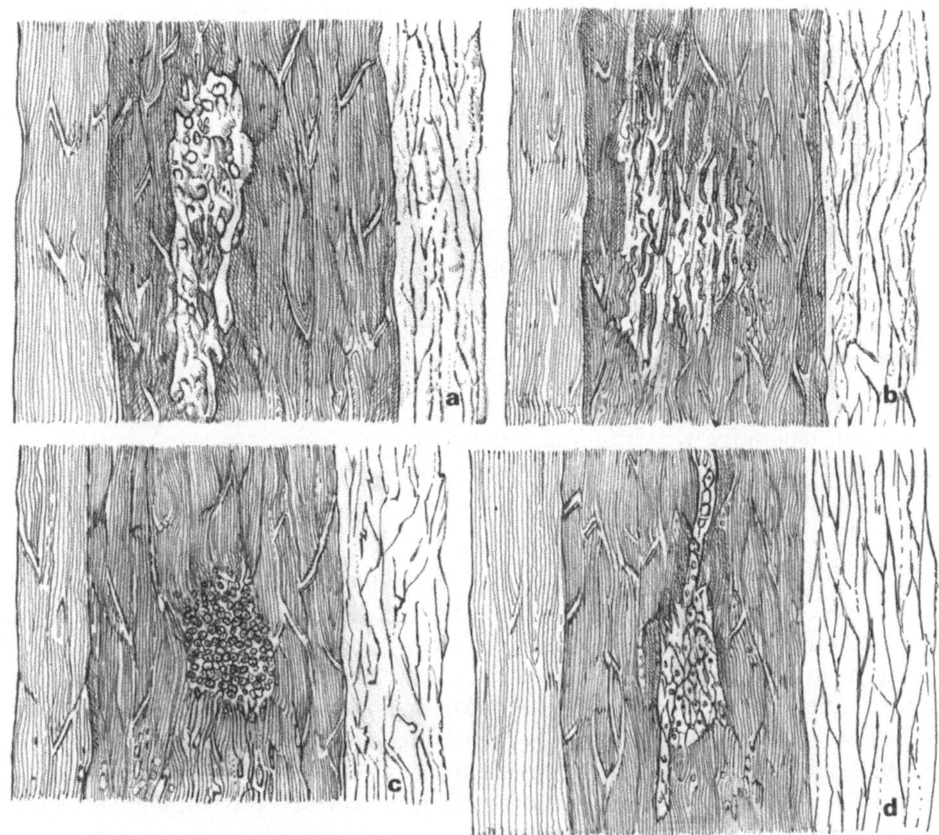

Abb. 13. Schematische Darstellung der „letzten Ursachen" der disruptiven Vorgänge der Aortenmedia; nach HELMSTEDTER (Straßburger Institut von F. v. RECKLINGHAUSEN); jeweils links die Intima; Desintegration nur in der Media; *a* frische, *d* alte Läsion

entdeckt, und zwar ohne *entzündliche Elementarprozesse* durch OTTO GSELL, JAKOB ERDHEIM und MARCELLO CELLINA (1928 bis 1931).

GSELL beschrieb Veränderungen der glatten Muskelfasern,
ERDHEIM Degenerationen der elastischen Fasern,
CELLINA einen Kombinationsprozeß.
Die glatten Muskelfasern könnten durch Sauerstoffmangel oder toxische Schädigung, die mesenchymalen Einrichtungen durch Metabolite getroffen werden. Die von CELLINA bei schachbrettartiger Durchmusterung der Aorta älterer Menschen gefundenen, sehr ausgedehnten, bandförmigen Nekrosen der inneren Media sind häufig, in ihrer pathogenetischen Wertigkeit aber umstritten.

Die Aortenveränderungen des Typus GSELL und des Typus ERDHEIM haben in erster Linie eine Bedeutung für die Entstehung von Spontanrupturen und das dissezierende Aneurysma, diejenigen des Typus CELLINA für die Pathogenese seneszenter, dilatativ-ektatischer, spindelförmig-aneurysmatischer Veränderun-

gen. Spontanrupturen der Aorta spielen auch in der vergleichenden Pathologie
eine Rolle (bei Puten und Hühnern, GRATZL und KÖHLER 1968; beim Hund,
HOFMANN 1971, 1972).

Die Leipziger Schule von HOLLE hat sich bemüht, die morphogenetischen
Beziehungen zwischen Spontanruptur der Aorta mit Aneurysma dissecans und
dem Zustand der Vasa vasorum zu klären (SORGER 1968). Tatsächlich fände
man diskrete entzündliche Veränderungen, aber auch ein Bündel von Indizien,
das für stattgehabte Gefäßspasmen sprechen könnte. Das Problem bleibt wohl
zunächst noch offen. Ob man bei den elastisch-muskulären Gewebeausfällen
von Media-Mikro-Infarkten sprechen darf, weiß ich nicht.

Mit dem Problem der Medionecrosis cystica hängt eine ganze Kette von
nachgeordneten Fragen zusammen:

Aneurysma dissecans, wie entsteht es?
Heredodegenerative Konstitutionsanomalien;
experimentelle Reproduktion der Mediaschäden durch
  Adrenalinnekrosen,
  Lathyrismus,
  Injektionsversuche.

IRA GORE und SEIWERT (1952) meinen, daß das Aneurysma dissecans der Aorta
etwa 25% aller Aortenaneurysmen ausmacht.

In mehr als der Hälfte der Fälle habe eine arterielle Hypertonie bestanden.
Reine Fälle einer Gsell-Erdheim'schen Medianekrose zeigen eine andere Histo-
logie der Aortenwand als die klassischen Dysplasien bei Marfan- und vergleichbaren Syndromen. An die Stelle der elastischen Platten ist glatte Muskulatur ge-
treten. Der Windkessel ist verlorengegangen. Die Muskelfasern sind der Belastung nicht gewachsen, der Durchmesser der aufsteigenden Aorta beträgt bis 7
cm! Mukoide Cysten spielen offenbar keine Rolle bei der Dissektion (entgegen
HIRST und GORE 1976).

Marfan-Syndrom und vergleichbare Mesenchymschäden, Isthmusstenose
und Zweiklappigkeit der Aorta, Aneurysmen des rechten vorderen Sinus
Valsalvae der Aorta können als Anomaliekomplex auftreten (FRIEDBERG
1959; ROBERTS 1981). In einem Viertel aller Isthmusstenosen findet man
nur zwei aortale Semilunarklappen (DOERR 1950).
Die *Histochemie* der Aortenwand hat keinen „Schlüsselbefund" gebracht,
der ein durchgehendes Verständnis ermöglichen würde (RAEKALLIO 1958).
Nicht alle Spontanrupturen haben Todesfolge, geheilte Rupturen wurden
schon vor sehr langer Zeit beschrieben (ZAHN 1878; ERNST 1904).

Die Ergebnisse der *experimentellen Pathologie* haben aber manche Anregung
vermittelt. JOSUÉ hat 1903 und 1904 *Adrenalinnekrosen* der Kaninchenaorta gesetzt (Abb. 14). Ich besitze durch glückliche Fügung aus dem Nachlaß von Ge-
heimrat A. HELLER (weiland in Kiel) dieses Originalbild. JOSUÉ nannte diese
Veränderungen „Aneurysma". Wir würden das heute nicht ohne weiteres tun.
Aber wir denken an die Nebenwirkungen von Antiasthmatica, an die „Epineph-
rinmyokarditis" der Schule von SELYE, an die perpetuierte Isoproterenolwir-
kung und ähnliches.

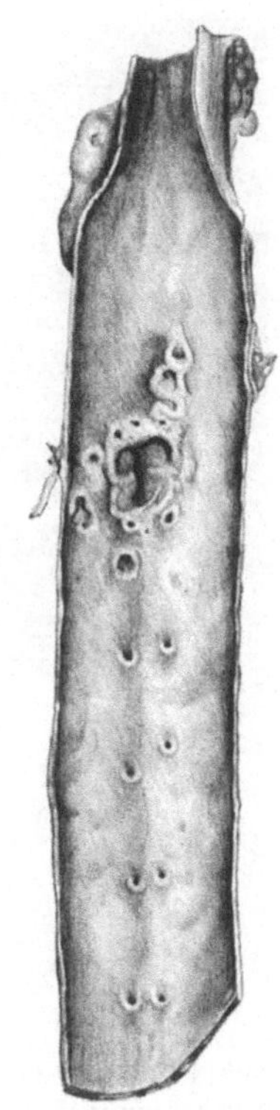

Abb. 14. Sogen. Adrenalinnekrose der Kaninchenaorta nach JOSUÉ.
Graphische Überarbeitung eines Originalpräparates von JOSUÉ aus
dem Nachlaß von Geh. Rat Prof. Arnold HELLER, weiland Direktor
des Patholog. Instituts d. Univ. Kiel. – Die Adrenalinnekrosen bilden
aneurysmaähnliche Wandaussackungen, in deren Folge in aller Regel
Rupturen entstehen

Ich hatte mich jahrelang mit dem *experimentellen Lathyrismus* beschäftigt.
Bei geeigneter Dosierung von ß-Aminopropionitril gelingt es leicht, bei wach-
senden, d. h. jugendlichen Tieren Veränderungen des Skelettes und vor allem der
Aorta hervorzurufen. In 10% aller Versuchstiere entstehen dissezierende Aneurysmen (Abb. 15). Einrisse der Intima finden sich nicht. Die Blutung entsteht aus
den Vasa vasorum, und zwar deshalb, weil die natürliche Ordnung des elastisch-
muskulären Gewebes der Aortenmedia aus dem Leim gegangen ist. Mit anderen
Worten: Die Kontaktpunkte der glatten Muskulatur an den elastischen Platten
wurden aufgelöst. Es entsteht eine grundsätzliche Störung des Regelspiels, der
inneren Halterung der Wandspannung. Deshalb kam es zur Abscherung der
Vasa vasorum und dadurch zum intramuralen Hämatom. Dies ist aber genau
jenes dissezierende Aneurysma, dessen Existenz für die menschliche Aortenpa-
thologie angegeben worden war (GORE 1952, 1960). REZEK und MILLARD sprachen von „non-communicating dissecting aneurysm" (1963).

Der *Deutungswert* des Lathyrismus (Osteo-Angio-Lathyrismus) besteht darin,
daß er gewebliche Veränderungen erzeugt, die denen der heredodegenerativen
Erkrankungen (Marfan-etc.-Syndrome) ähnlich ist, die Biotechnik der Aortenruptur bei GSELL-ERDHEIMscher Medianecrosis (Lösung der elastisch-muskulären Kontaktpunkte) verständlich macht, endlich aber zeigt, daß tatsächlich dissezierende Aneurysmen *ohne* Intimaeinrisse, also ausgedehnte intramurale Hämatome, offenbar über die Vasa vasorum entstehen können. GORE (1953) sprach

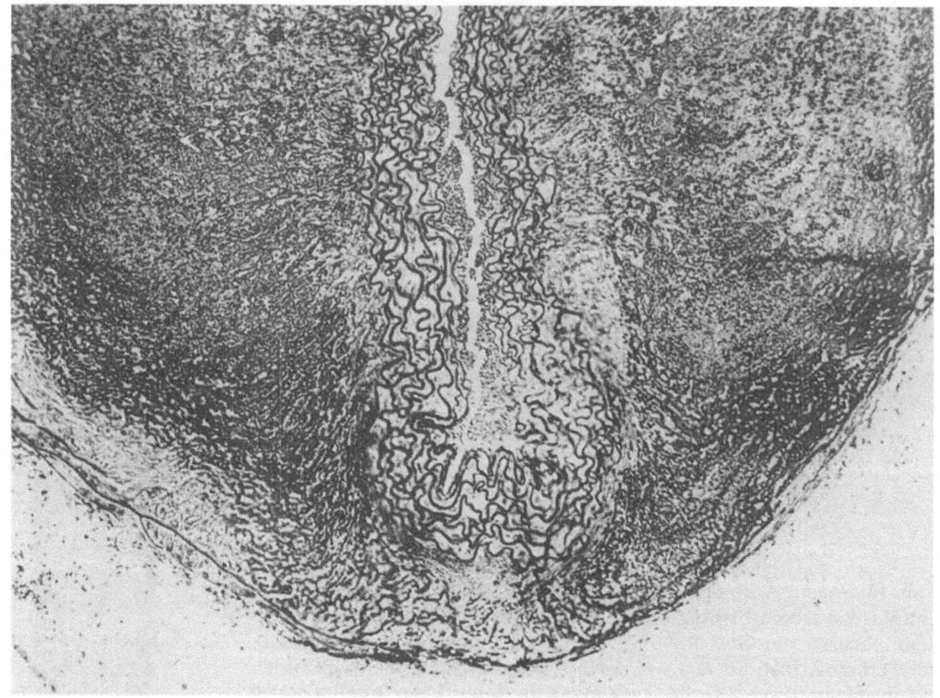

Abb. 15. Mächtiges intramurales Hämatom bei experimentellem Lathyrismus: dissezierendes Aortenaneurysma der Ratte; nach DOERR (1970)

von „intramuraler Apoplexie". Die Beobachtung, daß dissezierende Aneurysmen ohne initiierende Intimaeinrisse entstanden waren, ist alt (Lit. bei GORE 1952). Man schätzt, daß in 10% aller Fälle von Aneurysma dissecans die Intima intakt bleibt, die Blutung also aus den Vasa vasorum stammt (GORE 1960).

Ich fand bei einem älteren Menschen ein riesenhaftes Aneurysma ohne Intima-Einrisse. Die genaue Nachprüfung der Lokalisation zeigte, daß die Blutung in den tiefen Mediaschichten in Szene gegangen war. Es ist also unstreitig, daß dissezierende Hämatome ohne primäre Intimazerreißung entstehen können. Man findet dann sehr ausgedehnte Blindsäcke oder Röhren, teilweise mit organisatorischen Vorgängen, ja Verkalkung (BRECHT und HARDER 1981), niemals aber mit echter, d.h. die ganze Tiefe des Sekundärrohres erfassender Heilung. Gewöhnlich beendet die Rupturblutung nach außen (also in die Umgebung der Aorta) das Leben. Aneurysmen im Anfang der Brustaorta rupturieren natürlich auch in unvermuteter Richtung (SPITZER et al. 1975; THIENE et al. 1979). Das Thema „Ruptur" (von innen *oder* nach außen *oder* wie immer) ist unerschöpflich (MURRAY und EDWARDS 1973; RIEDE 1986).

Wir hatten es mit der kausalen Pathogenese zu tun. Ich bin noch ein Wort zur *Arteriosklerose* und zur *Aortitis* schuldig. Gewöhnlich hört man: Arteriosklerose sei eine Erkrankung der Intima, das Aneurysma aber eine solche der Media.

Deshalb dürfe man folgern: Wer eine starke Sklerose habe, bekomme kein Aneurysma. *Das stimmt in keiner Weise.* Wer die Aorten im Längsschnitt untersucht, kann erkennen, daß atheröse Sickerstraßen die ganze Breite der Media zerstören und sogenannte *„Amputationsstümpfe"* erzeugen können. Die Ausbildung eines Aneurysma steht gleichsam vor der Tür. Ich spreche von „dissezierender Skleratheromatose".

Eine nicht ganz seltene Besonderheit der arteriosklerotischen Zerstörung der Aortenmedia kommt dadurch zustande, daß die Brustaorta an ein anthrakosilikotisches Schwielenfeld angrenzt. Der Aortenpuls hämmert auf den koniotischen Lymphknoten und erschüttert die molekulare Struktur ihrer elastischen Platten. Es ist also kein Zweifel, daß tiefgreifende arteriosklerotische Prozesse die Entstehung von Aneurysmen fördern.

Die *spezifische Mesaortitis* ist nicht verschwunden. Ein angesehener Bürger unserer Stadt verstarb plötzlich; er hatte pectanginöse Beschwerden. Die Autopsie ergab die klassische Perivasculitis specifica syphilitica. Die Riesenzellenarteriitis der Aorta habe ich in Heidelberg nur ein einziges Mal gesehen. Dagegen finde ich immer wieder aortitische Veränderungen (Abb. 16) bei spindelförmigen Aneurysmen. Tatsächlich führt auch hier die Entzündung der Vasa vasorum (Abb. 17). Die Rheumateste sind negativ. Ich habe derlei Veränderungen in 5 (bioptischen) Fällen gesehen, weiß aber nicht, worum es sich tatsächlich handelt!

Zu 4: Bemerkungen zur Typologie der Aneurysmen und zu der Frage, ob die thorakalen Aneurysmen unabwendbares Schicksal oder doch durch Lebensführung oder Prämedikation abzuwenden sind.

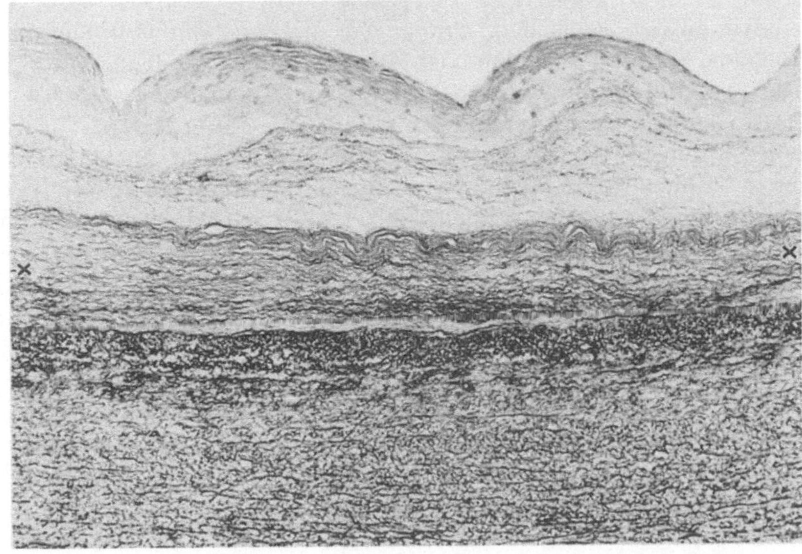

Abb. 16. Inflammatorisches Aneurysma; Längsschnitt durch die Bauchaorta; Gelegenheitsbeobachtung bei einem 70-jährigen Menschen. Serologie: negativ. Übersichtspräparat

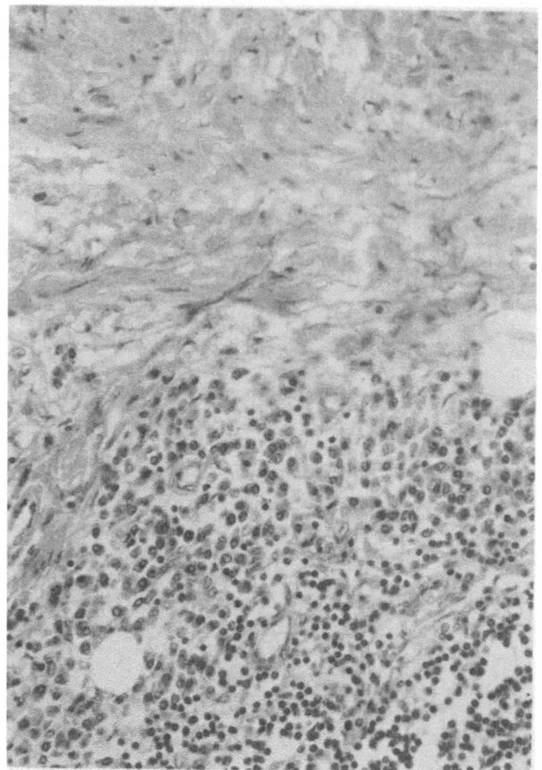

Abb. 17. Gleicher Fall; Darstellung der Vasa vasorum. Es finden sich also in der Adventitia lymphocytäre und plasmazelluläre Infiltrate. Eine spezifische Entzündung im konventionellen Sinne ließ sich nicht nachweisen! Photogramm, Paraffin, E. v. GIESON, Vergrößerung 1:320

Wir müssen versuchen, *Ordnung in die Hauptmanifestationsformen* zu bekommen. Obwohl es „Eulen nach Athen zu tragen" bedeutet, wenn ich die klassisch gewordene Einteilung der thorakalen Aneurysmen nach DE BAKEY (DE BAKEY et al. 1955; GORE und HIRST 1973; BEUCKELMANN et al. 1985) präsentiere, benötigen wir ein anerkanntes Bezugssystem, um mit Maß und Zahl arbeiten zu können. Mein eigenes Untersuchungsgut umfaßt nur 41 (per autopsiam gewonnene) Aortenaneurysmen (Abb. 18, 19), wird aber getragen durch eine in diesem Umfang einmalige Untersuchungstechnik. Die Mehrzahl meiner thorakalen Aneurysmen gehört zum Typus II (12 Fälle). Einem klassischen Beleg für Typus I entspricht eine Beobachtung von ROBERTS (1981) betreffend einen 70-jährigen Mann mit Tod durch Herzbeuteltamponade. Auch für den Typus III bringt ROBERTS einen eindrucksvollen Beleg: Bei einem 67-jährigen Hypertoniker war ein Doppelaneurysma entstanden. In meinem eigenen Untersuchungsgut fand ich eine starke Bindung an Stenosen der Aorta, vorwiegend Isthmus-, aber auch valvuläre Stenosen, teilweise kompliziert durch mykotische akzidentelle Infektionen. Ich bediene mich dieses Schemas von EDWARDS (1973); es bringt alles Wesentliche in unvergleichbarer Kürze (Abb. 20). Daß ausgedehnte dissezierende Aneurysmen mit der Organisation der Seitenarterienursprünge in Konflikt geraten, ist bekannt.

EIGENES UNTERSUCHUNGSGUT

(autoptische Fälle Berlin, Kiel, Heidelberg)

322 holoptische Aortenpräparate
Durchschnittsalter der Verstorbenen 62 Jahre
205 männliche   117 weibliche

THORAX—ANEURYSMA—FÄLLE			18	
nach De Bakey	Typus	I	II	III
Anzahl der Fälle		5	12	3 *
mit Isthmusstenosen	13 Fälle			

ABDOMEN—ANEURYSMA—FÄLLE   23

zusammen		41	Fälle
davon ante mortem erkannt		18	"
"wahre"		15	"
"falsche"		16	"
"dissezierende"		10	"
Herzhypertrophie	in	33	Fällen
zystische Medianekrose	in	38	"
URSACHEN			
"Entzündung"	in	15	"
exulzerative Askl	in	17	"
herododegenerative Krhtn	in	7	"
traumatische Insulte	in	6	"
davon iatrogene	in	4	"

* auf Abdomen übergreifend

Abb. 18. Eigenes Untersuchungsgut. Darstellung der Ergebnisse, gewonnen durch Untersuchung aufgerollter Aortenpräparate, holoptische Schnitt-Technik. Sogenannte Längsschnittpathologie

Wodurch entsteht die Mehrzahl der Aneurysmen?

Durch unsere Untersuchungen mit Hilfe der holoptischen Präparate neige ich der Auffassung zu, daß die Veränderungen der inneren Festigkeit der Aortenwand von essentieller Bedeutung sind. Ich habe in allen Fällen jenseits des 40. Lebensjahres kleinstherdige Lichtungsbezirke, d. h. Zell- und Faserausfälle gefunden, die naturgemäß die Verankerung zwischen glatten Muskelfasern und elastischen Platten in Frage stellten. Der Bauplan der Aortenwand entspricht einem „formändernden System" von zwei Freiheitsgraden. Es arbeitet nach dem Prinzip von CASTIGLIANO und ändert seine Gestalt so lange, bis die formverändernden Kräfte mit den auftretenden Spannungen im Gleichgewicht stehen. Die Aortenstrukturen arbeiten nach dem Maximum-Minimum-Prinzip, denn die jeweils aufzubringende Formänderungsarbeit soll – in der Regel – ein Minimum betragen. Es handelt sich also um ein Ökonomieprinzip. Sind die elastisch-muskulären Kontaktpunkte nicht in Ordnung, ist das CASTIGLIANO-Prinzip durchbrochen. Die Wandschichten scheren ohne Belastungsausgleich hin und her. Dabei entstehen mikrotraumatische Trümmerzonen. Diese imponieren als flek-

Konventionelle Technik, keine Längsschnittpathologie
Patholog. Institut Heidelberg

Autopsien   2 Jahrgänge ≃ 2 000 Obduktionen
                    davon 56 Fälle mit Ao–An
                    davon 29 Fälle An Brust–Ao
                    27 Fälle An Bauch–Ao

             männlich 41 Fälle
             weiblich 15 Fälle
             mittleres Sterbe-Alter 63,5 Jahre
             Typologie nach De Bakey

                    Typus I   II   III
                          7   14   8

             Ursachen der An: Medianekrose   7 Fälle
                    Marfan   2   "
                    inflammator.   4   "
                    Askl   40   "
                    ungeklärt   3   "

Biopsien   5 Jahrgänge ≃ 250 000 Eingänge
                    davon   37 An-Biopsate
                    davon a. d. Aorta   20 Fälle

             Ursachen der An: Medianekrose   4   "
                    inflammator.   2   "
                    Askl   11   "
                    ungeklärt   3   "

Abb. 19. Eigenes Untersuchungsgut, gewonnen aufgrund der „konventionellen Technik": Transversalschnittverfahren. Es gewährt eine nur punktuelle, also keine Gesamtbeurteilung

kige Texturstörungen; wir sprechen von „Zystchen". Hier liegt der Anfang vom Ende (Abb. 21). Leider wissen wir nichts von der Pathochemie der Insertionsstellen. Daß diese aber der Tonusverteilung, der Stellungsfixation der elastischen Platten, der intramuralen Aortenspannung dienen sollen, ist unzweifelhaft. Entweder lernen wir es, pharmakologisch hier anzugreifen – protektiv oder reparativ –, dann werden die Aneurysmen seltener werden, oder die psychophysische Belastung des modernen Menschen wird unbegrenzt fortgesetzt, dann werden die Verschleißerscheinungen Triumphe feiern. – Alles in allem: Über die Ursachen der Aneurysmen besteht Einigkeit (ZIEGLER 1892; FAHR 1936; DOERR 1963; BUSS 1984; RIEDE 1986). Die Causa proxima mortis aber kann bei den Trägern der thorakalen Aneurysmen verschieden sein (Abb. 22).

Lassen Sie mich ein Letztes ansprechen: Es ist verständlich, daß man sich schon immer Gedanken um die physikalischen Eigenschaften der großen Schlagadern – Elastizität, Dehnbarkeit, Zerreißungswiderstand – gemacht hatte. PAECOCK in Edinburgh hatte schon 1842 Injektionsversuche angestellt, aber die Zerreißung der Aortenwand auch bei größter brachialer Kraftanstrengung nur dann erreicht, wenn er mit dem Fingernagel die Intima, und zwar quer zur Längsachse einge-

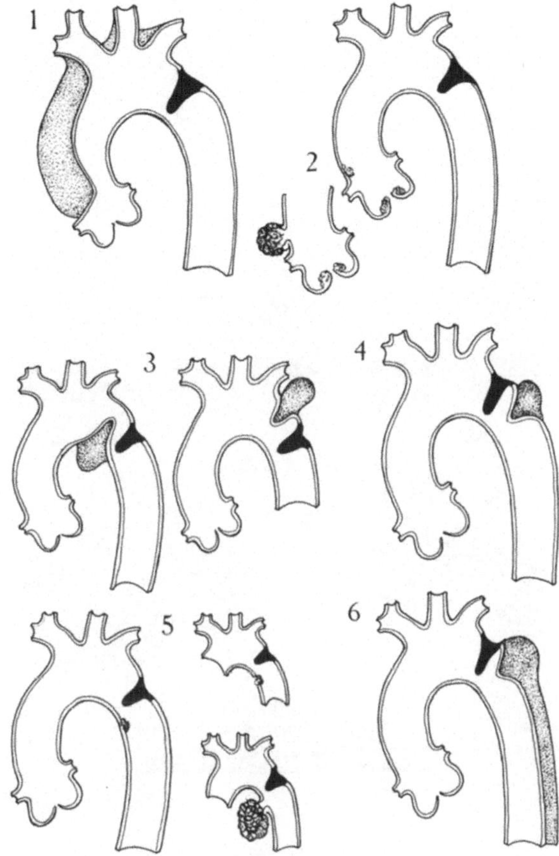

Abb. 20. Eigenes Untersuchungsgut, geordnet nach EDWARDS. Die Syntropie der Isthmussteno-se, der Texturstörung der Aortenwand, der Zweiklappigkeit der Aorta, schließlich die Neigung zur Ausbildung von Rupturen stellt einen „Anomaliekomplex" dar

ritzt hatte. Die Aorta breche, schrieb er „at the weakest point", und eben diesen imitierte PAECOCK durch Kunstgriff. – Die Erfahrungen der großen Kriege hatten die Bedeutung des Dezelerationstraumas – Absturz von Fliegern – deutlich gemacht (OPPENHEIM 1918). Die Verkehrsmedizin der letzten 20 Jahre hat eine Fülle einschlägiger Daten gebracht. Die Aorta bei gesunden jungen Männern bricht bei Sturz aus mind. 15 m Höhe. Die Untersuchung der Aortenwand nach einer in der Textilindustrie standardisierten Zerreißtechnik mit Hilfe der Schopperapparatur ergab nach ZEHNDER (1955) einen oberen Zerreißwert von 2.500 mm Hg, was einer Druckbelastung von 3,5 atü entsprechen soll. PROKOP et al. (1976) haben bei Durchströmungsversuchen an kunstvoll gebauten Modellen gezeigt, daß pulsatile Strömungen schon bei 790 mm Hg kritische Werte, nämlich für die Entstehung innerer Dissektionen erreichen. – Diese Fragen haben, seitdem man mit intraarteriell vorgeschobenen *Ballonkathetern* „frei Bahn" schafft, einen neuen Aspekt gewonnen (KLEPZIG et al. 1984). – *Um es kurz zu machen:* Die Biomechanik unserer Schlagaderwände garantiert eine mehrfache Siche-

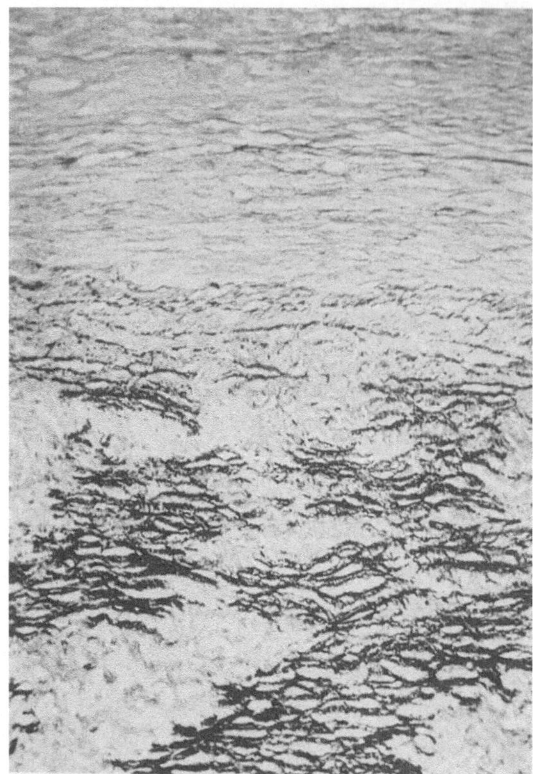

Abb. 21. Darstellung der essentiellen Veränderungen der Aortenmedia in den Fällen der beginnenden Ausbildung der verschiedensten Formen sogenannter Aneurysmen. Elastico-diairese

Todesursachen bei Ruptur dissezierender Ao-Erkrankungen		
Causa proxima mortis	Akute Dissektionen	Geheilte Dissektionen
Rupturen in		
Herzbeutel	172	17
Pleurahöhle	93	13
Mediastinum	32	5
Retroperitoneum	16	6
Bauchhöhle	4	3
Darm	4	1
Herzinsuffizienz	9	22
Coronarinsuffizienz	5	0
Miszellen	24	9
zusammen	266	66 Fälle

Abb. 22. Causa proxima mortis durch Ruptur dissezierender Aortenerkrankungen nach der Zusammenstellung von W. C. ROBERTS (1981)

rung bei Belastungen durch Zug, Druck und Schub unter der Voraussetzung, daß die Porengröße des Molekularsiebs der kolloidalen Grundsubstanz „stimmt". Ist dies nicht der Fall, bricht die durch das Zusammenwirken von Zellen, Interzellularsubstanz und Fibrillen repräsentierte „stoffliche Funktionsgemeinschaft" zusammen. Dann werden Binnenräume frei, die Spannung der Gefäßwand stimmt nicht, die Aorta wird zu lang und zu weit, eine Katastrophe wird unabwendbar.

Die mißverstandene Freiheit des modernen Menschen, seinen Leib in jeder ihm genehm erscheinenden Weise zu belasten, bedeutet bei der engen Verflechtung der Einzelschicksale in einem modernen Staat eine starke soziale Last (RÖSSLE 1948). Auf der anderen Seite steht eine administrative Totalreglementierung mit ökonomischer Selektion in krassem Widerspruch zu den Rechtsnormen unseres Staates (VILMAR 1986). Aus diesem Spannungsfeld gibt es kein Entrinnen außer durch die elementaren Lebensregeln:

Genügsamkeit und Arbeit, auch körperliche, bis in's höhere Alter!

Literatur

Abbott ME (1936) Atlas of congential cardiac disease. The Am. Heart Association, New York

Bariéty M, Coury Ch (1963) Histoire de la Médecine. Fayard, Paris

Benda C (1902) Das Arterienaneurysma. Erg Path 8:196

Benda C (1904) Aneurysma und Syphilis. Verh Dtsch Path Ges 6:164

Beuckelmann D, Hacker H, Erdmann E (1985) Prognose und Diagnostik thorakaler Aortenaneurysmen. Teil I: Symptomatologie, Risikofaktoren und Prognose. Fortschritte der Medizin 103:601–604

Bostroem E (1987) Das geheilte Aneurysma dissecans. Deutsches Archiv f klin Med 42:1–74

Brecht G, Harder Th (1981) Aortenaneurysma und Aortendissektion. Fortschr Röntgenstrahlen 135:388

Broemser Ph (1934) Über die Abstimmung zwischen physikalischen Konstanten des Gefäßsystems und der Herztätigkeit. 13. Tgg. der Dt. Ges. Physiol. 1934. Ber. über die gesamte Physiologie 81:373

Buss H (1984) Blut- und Lymphgefäße. In: W. Remmele: Pathologie Springer, Berlin-Heidelberg-New York-Tokyo Bd. 1 S. 181

Busse O (1906) Über Zerreißungen und traumatische Aneurysmen der Aorta. Virchows Archiv 183:440

Cellina M (1931) Medionecrosis disseminata aorta. Virchows Archiv 280:65

Chiari H (1904a) Ueber die syphilitischen Aortenerkrankungen. Verh Dtsch Ges Path 6:137

Chiari H (1904b) Ueber die Differenz im mikroskopischen Befunde bei ausgeheilten Aortenrissen entstandenen und bei „spontanen" Aortenaneurysmen. Verh Dtsch Path Ges 7:180

De Bakey ME, Cooley DA, Greech O (1955) Surgical considerations of dissecting aneurysm of the aorta. Annals of Surgery 142:586–612

Doehle P (1885) Ein Fall von eigenthümlicher Aortenerkrankung bei einem Syfilitischen. I D med Kiel

Doehle P (1845) Aortenerkrankung bei einem Syphilitischen und deren Beziehung zur Aneurysmenbildung. Dtsch Arch Klin Med 55:190

Doerr W (1950) Morphogenese und Korrelation chirurgisch wichtiger angeborener Herzfehler. Erg Chir 36:1

Doerr W (1963a) Perfusionstheorie der Arteriosklerose. Thieme, Stuttgart

Doerr W (1963b) Pathologie der herznahen großen Gefäße. In: W. Bargmann und W. Doerr: Das Herz des Menschen. Thieme, Stuttgart Bd. II S. 894

Doerr W (1970) Allgemeine Pathologie der Organe des Kreislaufes. In: Handbuch der Allgemeinen Pathologie Springer, Berlin-Heidelberg-New York Bd. III Teil 4. S. 205ff.

Doerr W, Moschner D (1963) Über Verschiebeschichten der Aortenwand. In: W. Doerr: Perfusionstheorie der Arteriosklerose. G. Thieme, Stuttgart S. 69

Edwards JE (1961) An atlas of acquired diseases of the heart and great vessels Vol. III. Saunders Comp., Philadelphia and London p. 1067

Edwards JE (1973) Aneurysms of the thoracic aorta complicating coarctation. Circulation 48:195–201

Edwards WD, Leaf DS, Edwards JE (1978) Dissecting aortic aneurysm associated with congenital bicuspid aortic valve. Circulation 57:1022–1025

Erdheim J (1929) Medionecrosis aortae idiopathica. Virchows Arch 273:454

Erdheim J (1930) Medionecrosis aortae idiopathica cystica. Virchows Arch 276:187

Ernst P (1904) Eine geheilte zirkuläre Aortenruptur am Isthmus. Verh Dtsch Path Ges 7:177

Fahr Th (1936) Pathologie der Gefäße. In: L. Aschoff: Lehrbuch der pathologischen Anatomie, 8. Auflage G. Fischer, Jena Bd. II S. 50

Friedberg ChK (1959) Erkrankungen des Herzens. Thieme, Stuttgart

Friedländer C (1876) Experimentaluntersuchungen über chronische Pneumonie und Lungenschwindsucht. Virchows Arch 68:325

Gore I (1952) Pathogenesis of dissecting aneurysm of the aorta. Arch Path 53:142–153

Gore I (1953) Dissecting aneurysms of the aorta in persons under forty years of age. Arch Path 55:1–33

Gore I (1960) Lesions of the aorta. In: S. E. Gould: Pathology of the Heart. Ch. C. Thomas 2nd Edition, Springfield (Illinois) S. 896

Gore I, Hirst AE (1973) Dissecting aneurysm of the aorta. Cardiovascular Clinics 2:239

Gore I, Seiwert VJ (1952) Dissecting aneurysm of the aorta. Pathologic aspects. An analysis of Eighty Fife Fatal Cases. Arch Path 53:121–141

Gott VL, Pyeritz RE, Magovern GJ, Cameron DE, McKusick VA (1986) Surgical treatment of aneurysms of the ascending aorta in the Marfan syndrome. New England J Med 314:1070–1074

Gratzl E, Köhler H (1968) Spezielle Pathologie und Therapie der Geflügelkrankheiten. F. Enke, Stuttgart S. 1035

Gsell O (1928) Wandnekrosen der Aorta als selbständige Erkrankung und ihre Beziehungen zur Spontanruptur. Virchows Arch 270:1

Hart C (1917) Ueber einen Fall von „geheiltem" Aneurysma dissecans der ganzen absteigenden Aorta bei einem Kriegsteilnehmer. Berlin Klin Wschr 54:693

Heller A (1900) Über die syphilitische Aortitis und ihre Bedeutung für die Entstehung von Aneurysmen. Verh dtsch path Ges 2:346

Helmstedter F (1873) Du mode de formation des anévrysmes spontanés. I D med Strasbourg

Hirst AE, Gore I (1976) Is cystic medionecrosis the cause of dissecting aortic aneurysm? Circulation 53:915–916

Hofmann W (1971) Medionecrosis aortae idiopathica microcystica als Ursache spontaner Aortenruptur beim Hund. Tierärztliche Umschau S. 308

Hofmann W (1972) Mikrodissektion der Aorta mit hypovolämischem Schock als plötzliche Todesursache beim Hund. Die Kleintierpraxis 17:163

Hofmann W, Goger D (1974) Report on the differentiation of vascular wall smooth muscle cells with the aid of immunofluorescence. Virchows Archiv, A, 363:225

Hofmann W, Goger D (1976) A simple method for differentiation of vascular smooth muscle cells and fibroblasts. Virchows Archiv, A, 370:77

Hwiliwitzkaja MI (1926) Über Elastizität, Contractilität und Volumen der menschlichen Leichenaorta. Virchows Archiv 261:543

Josué O (1903) Athérome aortique expérimental par injections répétées d'adrénaline dans les veines. Presse méd 18. 11. Paris p. 798

Koester K (1876) Endarteriitis und Arteriitis. Sitzung Niederrheinische Gesellschaft Bonn vom 20. Dezember 1875. Berliner klin Wschr 13:454–455

Kreysig FL (1815) Die Krankheiten des Herzens. Theil II, 1. Abt. Maurer, Berlin S. 370

Kutschera (1927) Supravalvuläre Spontanruptur der gesunden Aorta. Verh Ges inn Med u Kinderheilkd Wien, Sitzg. vom 13. 1. 1927. Wien klin Wschr 40:176

Laennec RThH (1826) Traité de l'auscultation médiate et des maladies des poumons et du coeur. Chaudé Tome, Paris, II p. 696

Lancisi cf. Bariéty et Coury

Langhans Th (1866) Beiträge zur normalen und pathologischen Anatomie der Arterien. Virchows Archiv 36:187

Latham, Swaine (1856) Case of dissecting aneurism of the aorta. Transactions of the Pathological Society London. London p. 106

Manz O (1898) Über ein Aneurysma der Schläfenarterie. Zieglers Beiträge 24:531

Marchand F (1904) Ueber das Verhältnis der Syphilis und Arteriosklerose zur Entstehung der Aortenaneurysmen. Verh Dtsch Path Ges 6:197

Murray Ch A, Edwards JE (1973) Spontaneous Laceration of Ascending Aorta. Circulation 47:848–858

Neumann R (1939) Die Cardiaorta als Organ und ihr Verhalten bei Coronarsklerose. Virchows Archiv 303:1–20

Oppenheim F (1918) Gibt es eine Spontanruptur der gesunden Aorta und wie kommt sie zustande? Münchn med Wschr 65:1234

Orekhov AN, Kalantarov GF, Andreeva ER, Prokazova NV, Trakcht JN, Bergelson ID, Smirnow VN (1986) Monoclonal antibody reveals heterogeneity in human aortic intima. Am J Path 122:379

Orekhov AN, Andreeva ER, Kurshinsky AV, Novikov ID, Tertov VV, Nestaiko GV, Krashimov KhA, Repin VS, Smirnow VN (1986) Intima cells and atherosclerosis. Am J Path 125:402–415

Peacock ThB (1843) Cases of dissecting aneurism, or that form aneurismal affection in which the sac is situated between the coats of the vessel. The Edinburgh Med and Surg Journal 60:276–302

Ponfick E (1873) Ueber embolische Aneurysmen, nebst Bemerkungen über das acute Herzaneurysma (Herzgeschwür). Virchows Archiv 58:528

Prokop EK, Palmer RF, Wheat MW (1970) Hydrodynamic forces in dissecting aneurysms. Circulation Research 27:121–127

Puppe G (1894) Untersuchungen über das Aneurysma der Brustaorta. Dtsch med Wschr 20:854 *und* 874

Raekallio J (1958) Histochemical studies on idiopathic medionecrosis of the aorta. Arch Path 66:733–738

Ranke O (1923) Über die Änderung des elastischen Widerstandes der Aortenintima und ihre Folgen für die Entstehung der Atheromatose. Beitr path Anat 71:78–98

Recklinghausen F v (1864) Auserlesene pathologisch-anatomische Beobachtungen. Virchows Archiv 30:360

Rezek PhR, Millard M (1963) Autopsy Pathology. Ch. C. Thomas, Springfield (Illinois)

Riede UN (1986) Aneurysma. In: U.-N. Riede und H. Wehner: Allgemeine und spezielle Pathologie. Thieme, Stuttgart-New York, S. 384

Rindfleisch E (1878) Lehrbuch der pathologischen Gewebelehre. 5. Auflage. W. Engelmann, Leipzig, S. 169ff.

Rindfleisch E (1884) Ueber klammerartige Verbindungen zwischen Aorta und Pulmonalarterie (Vincula aortae). Virchows Archiv 96:302

Rindfleisch E (1893) Zur Entstehung und Heilung des Aneurysma dissecans aortae. Virchows Archiv 131:374

Roberts WC (1981) Aortic dissection: Anatomy, consequences and causes. Am Heart J 101:195

Rössle R (1948) Warum sterben so wenig Menschen eines natürlichen Todes? Experientia IV/8:295

Rokitansky K (1852) Über einige der wichtigsten Krankheiten der Arterien. K. u. K. Staatsdruckerei, Wien

Satter P (1986) Chirurgische Behandlung von Aortenaneurysmen beim Marfan-Syndrom. Dtsch med Wschr 111–1583

Scarpa (1815) cf F L Kreysig

Schede Fr (1908) Beiträge zur Ätiologie, Verlauf und Heilung des Aneurysma dissecans der Aorta. Virchows Archiv 192:52

Schlatmann ThJM, Becker AE (1977) Pathogenesis of dissecting aneurysm of aorta. Am J Cardiol 39:21–26

Sorger K (1968) Über Veränderungen der Vasa vasorum bei Medionecrosis aortae. Virchows Archiv, A, 345:107

Spitzer St, Blanco G, Adam A, Spyrou PG, Mason D (1975) Superior vena cava obstruction and dissecting aneurysm. J Am Med Ass 233:164–165

Staemmler M (1955) Die Kreislauforgane. In: E. Kaufmann und M. Staemmler: Lehrbuch der speziellen pathologischen Anatomie 11. und 12. Aufl. W. de Gruyter, Berlin, S. 302

Thieme G, Rossi L, Becker AE (1979) The atrioventricular conduction system in dissecting aneurysm of the aorta. Am Heart J 98:447–452

Vilmar K (1986) Chirurgie zwischen Kostendruck und Humanität. Medizinrecht 4:283–288

Virchow R (1854) Handbuch der speciellen Pathologie und Therapie Bd. I. Enke, Erlangen

Walter St, Klepzig H jr, Schmidts H-L, Kaltenbach M (1984) Verhalten atheromatöser Gefäßsegmente unter einer Druckbelastung von 5 kg/cm^2 über verschiedene Zeitspannen. Z Kardiol 73:388

Zahn FrW (1878) Ueber einen Fall von Aortenaneurysma mit geheilten Querrissen der Intima und Media. Virchows Archiv 73:161

Zehnder MA (1955) Zerreißfestigkeit und Elastizität der Aorta. Schweiz med Wschr 85:203–208

Ziegler E (1892) Lehrbuch spezielle pathologische Anatomie, 7. Auflage. G. Fischer, Jena S. 70ff.

Georg Benno Gruber und der Krankheitsbegriff

Anhand eines nachgelassenen Briefes an seinen Freund Professor
Dr. Walter Müller

Herausgegeben von Wilhelm Doerr

Bemerkungen zum Lebensgang des GEORG BENNO GRUBER

G. B. GRUBER wurde am 22. Februar 1884 in München-Griesing als Sohn eines
praktischen Arztes geboren. Die ärztliche Tätigkeit seines Vaters hat ihn schon in
jungen Jahren beeindruckt und den späteren Entschluß bestärkt, Medizin zu stu-
dieren. Die wissenschaftliche Arbeit von GRUBER war stets auf die Bedürfnisse
des Arztes, aber auch der Patienten ausgerichtet. Nach der Promotion in München im Jahre 1909 unter Leitung von FRIEDRICH VON MÜLLER und ERICH
MEYER verbrachte GRUBER seine Lehrjahre bei den Pathologen OTTO VON
BOLLINGER, SIEGFRIED OBERNDORFER, HERMANN DÜRCK und PAUL ERNST
sowie bei dem Hygieniker MAX VON GRUBER. Von 1913 bis 1917 war GRUBER
Assistent bei HANNS CHIARI in Straßburg. Er habilitierte sich dort mit einer
Arbeit „Über Histologic und Pathogenese der zirkumskripten Muskelverknöche-
rung". Während des ersten Krieges war GRUBER dem Heidelberger Pathologen
PAUL ERNST als militärischer Hilfsarzt zugeteilt; ERNST selbst war eidgenössi-
scher Staatsbürger. Von Heidelberg aus übernahm GRUBER die Leitung des Pathologischen Institutes der Städtischen Krankenanstalten in Mainz. 1923 folgte
er einem Ruf als Ordinarius an die Universität Innsbruck. Von dort kam er 1928
als Nachfolger EDUARD KAUFMANNS nach Göttingen, wo er bis zu seiner Emeritierung im Jahre 1946 als Direktor des Pathologischen Institutes ungemein se-
gensreich gewirkt hatte. Im Jahre 1936 lehnte er den ehrenvollen Ruf nach Freiburg i. Br. als Nachfolger von LUDWIG ASCHOFF ab!

GRUBER widmete sich mit großer Begeisterung seinem akademischen Lehr-
amt. Seine Vorlesungen waren auch nach seiner Emeritierung sehr gut besucht,
sein Hörsaal war bis auf den letzten Platz besetzt. Von 1960 bis zu seinem 80.
Lebensjahr hatte er voller geistiger Frische die jeweils ersten, einleitenden Stunden der Hauptvorlesung seiner Amtsnachfolger gehalten. GRUBER verstand es,
die pathologische Anatomie im Hinblick auf die ärztlichen Aufgaben darzustellen und schwierige Zusammenhänge durch einfache Worte und Beispiele zu erklären.

Das wissenschaftliche Werk umfaßt viele hundert Arbeiten. Unter diesen
darf an erster Stelle sein Meisterwerk über die „Mißbildungen des Menschen
und der Tiere" hervorgehoben werden. Mit überragender Kenntnis und Präpara-
tionskunst gelang ihm an zahlreichen schweren Mißbildungen die Klärung der
formalen Pathogenese. Diese morphologischen Analysen setzten eine genaue
Bestimmung der teratogenetischen Determinationsperiode voraus. Die Kenntnis
der kritischen Phasen der frühen Entwicklung ist von großer diagnostischer Be-

deutung. In den Innsbrucker Jahren entstanden die grundlegenden Arbeiten über entzündliche Erkrankungen der Arterien, insbesondere über die Periarteriitis nodosa. GRUBER schloß aus der Art des Gewebebildes bei der Periarteriitis auf die allergische Natur des Leidens vergleichbar den Veränderungen bei fieberhaftem Rheumatismus. Seine auf Indizienbeweisen beruhende Deutung dieser Angiitis hat nicht nur die Forschung außerordentlich angeregt, sondern wird auch noch heute nach 60 Jahren lebhaft diskutiert.

Im Jahre 1930 hat GRUBER noch einmal das Thema seiner Habilitationsschrift über die „Heterotope Knochenbildung" aufgegriffen. Die von ihm nachgewiesene Umwandlung der Bindegewebszellen in Osteoblasten war deshalb bemerkenswert, weil sie die Ausbildung eines gefäßhaltigen Keimgewebes voraussetzte, aus dessen Bindegewebszellen sogenannte Osteoblasten entstehen konnten. GRUBER hat sich immer wieder mit der Pathologie des Bewegungsapparates, besonders des Skelettes, auseinandergesetzt. Er arbeitete sodann über die Pathologie der ableitenden Harnwege; aus seiner Feder stammt eine noch heute bemerkenswerte Monographie über die pathologische Anatomie der Bauspeicheldrüse.

GRUBERs besondere Liebe galt der Geschichte der Medizin. Er hielt regelmäßig medizin-historische Vorlesungen. Aus diesem, sehr persönlichen Arbeitsgebiet sind mehr als 60 Dissertationen hervorgegangen. GRUBER hatte sich stets für die Errichtung eines Lehrstuhls für Geschichte der Medizin an der Universität Göttingen eingesetzt.

Aus GRUBERs Feder stammt eine Reihe von gedankenreichen Arbeiten über „Arzt und Ethik" und die „Einführung in Geschichte und Geist der Medizin". Bis zum Februar 1964 hielt GRUBER Vorlesungen über „Ärztliche Pflichten".

Die Gesamtleistung GRUBERs wurde durch zahlreiche Ehrungen anerkannt. Er war Mitglied der Akademie der Wissenschaften zu Göttingen und der Deutschen Akademie der Naturforscher LEOPOLDINA zu Halle; er war Ehrensenator der Universität Innsbruck und Ehrenmitglied vieler wissenschaftlicher Gesellschaften.

Die Tierärztliche Hochschule Hannover und die Göttinger Medizinische Fakultät verliehen ihm die Ehrendoktorwürde. GRUBER war Träger der höchsten Auszeichnung der deutschen Ärzteschaft, der PARACELSUS-Medaille, sowie des Ehrenzeichens des Deutschen Roten Kreuzes und der ALBRECHT VON HALLER-Medaille der Medizinischen Fakultät Göttingen. GRUBER starb am 20. 7. 1977. Die vom ihm selbst angeordnete Autopsie ergab, daß er nicht an „Altersschwäche", sondern an den Folgen einer „vereiterten Steingalle" gestorben war. Eine ausführliche Würdigung von Leben und Werk GRUBERs stammt von Professor WILHELM WEPLER, Kassel, in: Verhandlungen Deutsche Gesellschaft Pathologie 62:560 (1978).

In der letzten Phase des Krieges erfreute sich GRUBER der Hilfe des sehr viel jüngeren Fachcollegen Professor Dr. WALTER MÜLLER, Essen. WALTER MÜLLER war am 26. 08. 1907 in Darmstadt geboren; er starb am 15. 06. 1983 in Essen. MÜLLER studierte in Darmstadt, Frankfurt/Main und München. Die Promotion erfolgte 1931. Nach mehrjähriger Assistentenzeit in Berlin-Buch (bei B. OSTERTAG), in Berlin-Moabit (bei C. KRAUSPE), im Pathologischen Institut Köln (bei E. LEUPOLD) wurde er Oberarzt am Pathologischen Institut in Königs-

berg i. Pr. KRAUSPE war 1936 nach Königsberg berufen worden. Dort habilitierte
sich WALTER MÜLLER. Er wurde 1944 apl. Professor. Am 31. 01. 1945 verließ er
Königsberg und gelangte nicht ohne Mühe zu G. B. GRUBER nach Göttingen.
1947 durfte MÜLLER das Pathologische Institut der Städtischen Krankenanstalten Essen übernehmen. Er war der Motor für die Konstitution des akademischen
Klinikums ebendort und für die Begründung der Ruhr-Universität. MÜLLER war
Ehrendoktor der Münchner Medizinischen Fakultät RECHTS DER ISAR; für
seine Bemühungen um die Erhaltung des Faches „Allgemeine Pathologie und
pathologische Anatomie" – in den Zeiten der hochschulpolitischen Unruhen –
verlieh ihm die Deutsche Gesellschaft für Pathologie posthum 1983 die RU-
DOLF-VIRCHOW-Medaille.

Es lag im Wesen GRUBERs, seinem Freunde MÜLLER aus Anlaß eines besonderen Geburtstages eine sehr persönlich gehaltene wissenschaftliche Abhandlung zu dedizieren, welche WALTER MÜLLER dem Herausgeber dieser Zeilen zu
treuen Händen, von dem Wunsche beseelt, gegeben hat, GRUBERs Auffassungen
über den „Krankheitsbegriff" in geeigneter Form zu veröffentlichen. Die Darstellung GRUBERs wurde nur ganz unwesentlich adaptiert. Die nachfolgenden
Zeilen vermitteln einen sehr persönlichen Eindruck von GRUBERs Diktion. Dem
Herausgeber war hieran auch deshalb gelegen, hatte er doch selbst das Glück,
von Januar 1944 bis März 1945 (!) als Privat-Dozent am Göttinger Institut unter
G. B. GRUBER seine erste eigenständige Vorlesung zu halten.

Lieber Walter Müller!

In einer Zeit schwindenden Glückes, als uns steigende Sorge um die Zukunft
erfüllte, habe ich mir bei vorgesetzter Stelle Sie als Mitarbeiter für die Aufgaben
der Pathologie auserbeten. Dies tat ich im Vertrauen auf Ihr Können und in der
Gewißheit Ihres ehrlichen Menschentums. ... Jedem von uns ist ein lastendes
Maß von Gram und Schmerz zuteil geworden. Beide gehen wir gebeugt unter
der Wucht und Schmach der geschändeten deutschen Heimat.

Indes auch eine so schwere Zeit bot uns Gutes. Sie tat es nicht in Form lauter
Gaben. Was sie mir in gutem Sinn beschert hat, nenne ich unschätzbar. ... Mir
steht es zu, Ihrem Herzen als engerem Fachcollegen näherzukommen. Darum
habe ich mich bemüht, nach Möglichkeit verständlich zusammenzufassen, was
etwa zu dem problematischen Gebrauch des Wortes „Krankheit" zu sagen wäre.

„Krankheit"

Wer heute (1947) ein Nachschlagebuch, etwa den großen Brockhaus, einsieht,
um sich über den Krankheitsbegriff zu belehren, findet die Antwort, es handele
sich um eine besondere Ablaufsform von Lebensvorgängen, die verbunden seien
mit herabgesetzter Leistungsfähigkeit und erschwerter Anpassung an die gegebenen Lebensbedingungen. Gemeint ist dabei eine lebendige Reaktionskette aus
irgendwelchen Störungen, die an das lebendige Wesen herangetragen wurden. In
der Herabsetzung und Erschwerung der normalen Lebensleistung liegt das Ge-
fährliche des Krankseins, auf das *RUDOLF VIRCHOW* bei kurzer Umschreibung

des Wesens der Krankheit Wert legte. Und wenn man, wie es soeben geschah, heute vom „Wesen" der Krankheit spricht, meint man damit nur die Summe ihrer Eigenständigkeiten oder der besonderen Charakteristika, die es zulassen, einen allgemeinen Krankheitsberiff zu formen. Man will mit dem Wort „Wesen" gewiß nicht die Existenz eines andersartigen Lebendigen ausdrücken, das etwa im feindlichen Sinn einen Menschen, ein Tier, eine Pflanze befällt, um nun als dessen Krankheit vorzuherrschen. Nur in der Umgangssprache tönt diese alte, wissenschaftlich unhaltbare Idee vom lebendigen Fremdwesen der Krankheit gelegentlich noch fort, so zum Beispiel, wenn man sagen hört: „Der Nachbar ist von unheilbarer Krankheit besessen"; auch weisen alte Namen für gewisse krankhafte Erscheinungen, wie etwa „Lupus", auf solcherlei Vorstellungen hin. In der Tat handelt es sich beim Lupus um einen Gewebezerfall durch krankhafte Reaktion im Unterhaut- oder Unterschleimhautgebiet, um eine Minus-Leistung des Kranken, nicht aber um eine nach Wolfsart angreifende und fressende Gewalt eines unheimlichen Krankheitsfremdwesens, mag auch jene Reaktion angeregt und unterhalten sein vom *KOCH*'schen Bazillus.

Die Sprache ist konservativ. Sie hält zäh an älterem Wortgebrauch fest; und so kommt es, daß man weit davon entfernt ist, das Wort „krank" etwa nur in dem vorhin angegebenen Umriß des Krankheitsbegriffes zu verwenden. Dies um so weniger, als selbst im weiten medizinischen Kreis hierüber keine unbedingte Einheit besteht, geschweige denn bei Philosophen und Juristen, deren Einsicht doch auch etwas zu bedeuten hat für Gesetzgebung, Verwaltung und allerlei Vertragsschließung mit dem Blickpunkt auf Leben und Tod.

Die eigentliche Bedeutung des Wortes „krank", so wie es im Mittelhochdeutschen verwendet wurde, ist „schwach, gering, schlecht". Jedenfalls sollte damit etwas Minderndes ausgedrückt werden. In meinem heimischen Dialekt hat sich davon viel erhalten. Auch heute noch gibt es mannigfache Wendungen solcher Art; wir können sie beim alten *ANDREAS SCHMELLER* nachlesen[1].

So sagt man vom abnehmenden Mond, er sei krank. Der Schmelze zuneigender Schnee gilt als krank. Schlecht gemünztes Geld nennt man ebenfalls krank. Den bekannten Bibelspruch „Der Geist ist willig, aber das Fleisch ist schwach", liest man in einem altbayrischen Brevier: „Der gaist ist zwar berait, aber die Menschait ist kranck". Das einstige Hauptwort „Der Krank" (für „die Krankheit") umschließt Schaden, Abbruch, Eintrag. Indes konnte mit demselben Wort auch das bezeichnet werden, was wir Ärzte als „Krankheit" benennen, nur pflegte man ergänzend anzufügen „des Leibes", wofür *SCHMELLER* das besondere Beispiel anführt: „BERNHARDIN VON STAUF, der konnte krankheitshalber seines Leibes nicht erscheinen". Diese Wendung halte ich für besonders bemerkenswert, weil sie an eine neuerdings von psychiatrischer Seite empfohlene Abgrenzung des ärztlichen Krankheitsbegriffes erinnert.

Wenden wir uns zurück zum engeren Krankheitsbegriff der allgemeinen Pathologie! Er umfaßt die Antwort des Organismus auf eine Störung seiner körperlichen Funktionen, also auf eine erregende Schädlichkeit. Er ist die entsprechende Antwort, ausgedrückt durch eine Kette von Lebenserscheinungen ungewöhnlichen Ausmaßes (wie Fieber, Pulsbeschleunigung, Harnverhaltung etc.)

---

[1] A. SCHMELLER, Bayrisches Wörterbuch, II. Teil 1928, S. 389.

und ungewöhnlicher Art (Katarrh, Entzündung, Schmerzen, Krämpfe etc.). Das alles sind Leistungen des kranken Organismus selbst, sei es daß einzelne Organe, ja Organabschnitte, sei es daß der funktionelle Zusammenhang des Ganzen von den ungewöhnlichen störenden Einflüssen betroffen wurden, die dann zur besonderen Reaktion in Gestalt der Krankheit führten. Unter solchen Umständen erleidet das betroffene Lebewesen eine Minderung seines Wohlbefindens und seiner den allgemeinen täglichen Ansprüchen gegenüber notwendigen Leistungsfähigkeit.

Die als „Krankheit" bezeichnete Reaktion nimmt einen gewissen, zeitlich begrenzten Verlauf. Im günstigen Fall vermag sie die gesetzte Störung auszugleichen. Steht aber die Wirkungsgröße der Störung einem Ausgleich durch die lebendige Reaktion des Organismus allzu erheblich entgegen, so erschöpft sich diese; dann wird aus dem zeitlich begrenzten Krankheitsgeschehen mehr und mehr ein schwer abgrenzbares Leiden, dessen der Befallene nicht mehr Herr wird, wenn nicht gar schon die ungenügende Antwort des Erkrankten dem Tode das Tor freigibt.

Mit anderen Worten offenbart sich im Geschehen der Krankheit jenes gefährdete, aber aktive Leben, das man in Rücksicht auf seine Reaktionsmöglichkeiten insgemein nur als ein reines Leben bezeichnen kann. Wie leicht schwankt dies kranke Leben in seinem Getriebe! Es ist abhängig von Größe und Fortdauer, von Anwachsen oder Ausmerzung der erregenden Schädlichkeit, andererseits ist die Reaktion auch von der gesamten Bereitschaft des betroffenen Organismus für den Kampf mit der schädigenden Größe abhängig. Wenn nun auch in Krankheitstagen ein Leistungsabfall des kranken Organismus eintritt und dadurch eben seine Gefährdung offenkundig wird, schließt doch der Komplex der Krankheitsvorgänge auch bedeutende biopositive Leistungen ein; als solche buchen wir z.B. entzündliche Vorgänge oder die Bildung von Schutzstoffen. Was sich alles im Körper der Kranken abspielt, dieser Kampf an der Grenze der Anpassung des Einzelichs um den Weiterbestand oder um die Auflösung des Lebens, ist ein schicksalsschwerer Vorgang mit natürlichen Geschehen. Das ist ein unzweifelhafter Naturvorgang, den zu steuern und zum Guten zu wenden, von jeher Aufgabe des Arztes war und bleiben wird[2].

Die als „Krankheit" benannten Besonderheiten im Lebenslauf hängen ganz und gar von der Eignung und Bereitschaft des Körpers ab, auf erregende oder schädigende Einflüsse (= Reize) zu antworten, die man im oberflächlichen Redegebrauch wohl auch als „Krankheitsursachen" bezeichnet. Ich nenne dies im Sinne der Darlegungen von *FERDINAND HUEPPE* als oberflächlich, weil die Ursache zu jenen besonderen Lebensvorgängen in den lebenden Organgeweben bzw. in der lebenden Organisation selbst wie eine potentielle Energie enthalten ist, deren Wirkung durch schädigende oder erregende Einflüsse nur ausgelöst bzw. in Bewegung versetzt wird[3].

---

[2] Vgl. G. B. GRUBER, Ueber das Wesen der Krankheit. Bremer Beitr. z. Naturforsch. *1;* S. 1; 1932. – Ferner: „Was ist Krankheit?". Win. klin. Woch. *54;* S. 23; 1941.

[3] F. HUEPPE, Über den Kampf gegen die Infektionskrankheiten. Berlin. klin. Woch. 1889; Nr. 46/47. – Vgl. ferner: P. Diepgen, Krankheitswesen und Krankheitsursachen in der spekulativen Pathologie des 19. Jahrhunderts!

Die Bereitschaft (= Disposition), auf äußere und innere Einwirkungen mit Zeichen des Krankseins zu antworten, ist sehr verschieden. Bei Durchsicht der die Bereitschaft kennzeichnenden oder besonders veranlassenden Umstände kann man zur Unterscheidung recht verschiedene Dispositionsarten innerhalb des Physiologischen aufzählen. Sie sind unterscheidbar je nach Lebensalter, nach Geschlecht, nach rassischer Herkunft, sie können sehr variieren. Weiterhin spricht man von Disposition bestimmter Organe gegenüber bestimmten Schädigungen (= etwa des Herzmuskels über das Diphtheriegift oder der Skelettmuskeln für den Trichinen-Befall) und spricht auch von einer „zeitlichen Disposition", worunter beispielsweise jahreszeitliche Schwankungen der Empfänglichkeit gegenüber allerlei Schädlichkeiten, sagen wir etwa gegenüber dem Genius epidemicus zu verstehen sind. Auch andere zeitgebundene Wandlungen muß man bedenken. Sind die physiologischen Bereitschaften in ungewöhnlichem Maß gesteigert, so daß besonders rasch und unbehindert Krankheiten zustande kommen können, dann nennt man solche Eignung wohl auch eine „pathologische Disposition". Dieser Art haben wir in unserer an Unglück und Leid so reichen Lebenszeit ein schlimmes Beispiel an der Widerstandslosigkeit zeitgenössischer Menschen erlebt gegenüber allerlei Krankheitserregern, namentlich gegenüber den Eiterinfektionen, durch Ernährungsnot, abgehetzte kümmerliche Lebensweise und alle seelischen Kriegs- und Nachkriegsnöte eines erbarmungslosen Daseins.

Setzt man nun als wesentlich in die Formel der Krankheitserklärung das lebendige Leisten des erkrankten Organismus, wie wir es heute mit aller wissenschaftlichen Notwendigkeit tun, dann muß als unbestreitbare Grundlage der Gesundheits- oder Krankheitsbereitschaft die allgemeine Körperverfassung jedes einzelnen gelten, jene Verfassung, die wir als „Konstitution" benennen. Es ist unbedingt dem Rostocker Kliniker *FRIEDRICH MARTIUS* als großes Verdienst zuzuordnen, daß er die in der Konstitution sich offenbarende, angeborene und durch Lebensumstände vielleicht besonders ausgeprägte, insoferne „erworbene" Konstitution in Gegenrechnung setzte zur Größe des Krankheitsreizes, sei er nun als biologischer Wirkstoff, sei er als chemisch faßbare Noxe oder als physikalische Einwirkung zu erklären. Beide Größen in ihren Einzelfaktoren und in ihren Gegenseitigkeitseinflüssen immer mehr zu analysieren, ist weiterhin eine fortdauernde Aufgabe für klinische und für anatomische Pathologen, wie für die ätiologische Forschung jeder Richtung. So besteht neben *ROBERT KOCH* und seiner Schule das Wollen *RUDOLF VIRCHOWS, FERDINAND HUEPPES und EMIL BEHRINGS* unvermindert fort, um aus tausend Bausteinen mehr und mehr den Bau der weiten Krankheitserkenntnis zu fördern und zu sichern, So bestehen die Fragen der Cellular-Pathologie im lokalistischen Sinn auch heute noch zurecht neben der Frage nach den geweblichen und nach den chemischen (= humoralen) Beziehungen der Teile zum ganzen Organismus. Es sind die Verknüpfungen der nervösen Impulse mit sogenannten Automatismen der Blutgefäßtätigkeit in mechanischer Wirkungsweise ebensosehr zu erhellen, wie die Probleme des Stoffwandels und des Energiegewinns durch Zusammenarbeit der verschiedensten Organe; und unter den Bedingungen für das Pathologische wird man das Auge nicht verschließen dürfen für die vielen Fragen des Konstitutionsproblems. Auch die auslösenden Faktoren für alles abgeänderte Leben bleiben fortgesetzt wissenswerte Elemente im Zielfeld biologischer Arbeit. Von hier aus ergeben sich unaufhörlich Anregungen und Forschungsaufträge weiten ärztlichen Umfangs an Hygieniker und Therapeuten, Aufträge, die im biologischen Experiment zu prüfen sind, die der gefährlichen Krankheitswirkung entgegentreten wollen, die Mittel und Wege ergründen sollen, das praktisch ärztliche Handeln fruchtbar zu gestalten.

Ein in seiner Entwicklung sehr spannender Wandel hat sich in dieser Hinsicht vollzogen, seit man mit den Arbeitsmethoden der Naturwissenschaft dem Problem der Krankheit nähertrat; und es ist ein rechter Genuß, sich von PAUL DIEPGEN durch all jene Wandlungen des Erkennens und Deutens in Fragen der Pathologie führen zu lassen, die sich im 19. Jahrhundert bis in unsere Zeit hinein abspielten; darüber trug DIEPGEN den deutschen Naturforschern und Ärzten 1926 in Düsseldorf vor, und auf seine klaren Darlegungen sollte man jeden verweisen, der am spekulativen Teil der Pathologie Anteil nehmen will[4].

Die im ersten Teil dieser Ausführungen gegebene Krankheitsdefinition nennt man wohl auch eine „engere Begriffsbestimmung" im Rahmen der Pathologie. Ich deutete an, daß gegen diesen Krankheitsbegriff von der Medizin selbst mitunter gesündigt werde. Leider ist dieses so, und das entspricht wahrscheinlich der Konsequenz jenes Sprach-Konservativismus, der sich an die Bedeutung des „Abträglichen, Schwachen, Geringen" in der Sinngebung des Wortes „krank" erinnert. So konnte es wohl kommen, daß man auch rein degenerative Erscheinungen, die keine biopositive Reaktion nach sich zogen, oder daß man anlagemäßige Abarten biologischer Form oder Funktion als „Krankheit" benannte. Es wäre dieses eine medizinische Krankheitsbezeichnung weiteren Sinnes, die an und für sich nicht mehr besagen kann, als daß es sich um eine Änderung der Lebenserscheinungen gegenüber dem gewohnten Bild des Lebens, daß es sich also um eine pathologische Angelegenheit handelt. Ein paar Beispiele mögen das beleuchten:

Man spricht von RECKLINGHAUSEN'scher Krankheit[5] und meint damit eine Anomalie des Stützgewebes der Haut, manchmal auch innerer Organe, unter Bildung zahlreicher Knoten überschüssigen Binde-, Fett- und Nervengewebes. – Die *Reclus*'sche Krankheit[6] bezeichnet eine Fehlentwicklung der weiblichen Brustdrüsen unter Bildung vieler kleiner, zumeist harmloser Zystchen. – Ebenso kann man die angeborene Chondrodysplasie als Krankheit bezeichnet lesen.

Diese Beispiele genügen. In solchen Fällen, wenn sie nicht ein besonders ungünstiges Ausmaß annahmen, hat man weder mit Leistungsabfall der davon betroffenen Menschen zu rechnen, noch mit Störung ihres Wohlbefindens. Es handelt sich um sehr bezeichnende pathologische Vorkommnisse; aber sie gehören einer anderen Gruppe von Erscheinungen an, nicht jener der Krankheit. So ist es mit

---

[4] PAUL DIEPGEN, Medizin und Kultur. Verlag Enke, Stuttgart, 1938; S. 261.

[5] FRIEDRICH DANIEL VON RECKLINGHAUSEN (1833–1910), Pathologe in Strassburg im Elsaß.

[6] PAUL RECLUS (1847–1914), Chirurg in Paris.

der Fülle von Mißbildungen, so mit den meisten Trägern gutartiger Geschwülste, so mit manchen Verwundungen leichter Art.

Hier ist nun auch mit großer Vorsicht an den Begriff der „Geisteskrankheit" heranzutreten. Neuerdings hat KURT SCHNEIDER ganz klar betont, es sei der „Krankheitsbegriff in der Psychiatrie" ausschließlich auf krankhafte Veränderungen des Leibes zu beschränken, d. h. also auf diejenigen Störungen des zentralen und peripheren Nervensystems, deren Natur auf organische Läsionen zurückgeführt werden kann, wobei andererseits SCHNEIDER zu bedenken gibt, daß die allgemeine Pathologie durchaus nicht in allen Fällen eindeutig beantworten kann, ob eine krankhafte, d. h. durch antwortliche Reaktion auf angreifende Schädlichkeit entstandene Veränderung vorliegt, oder ob etwa eine anlagemäßig entstandene, angeborene Abart im Spiele ist[7]. Dabei mag dieser Abart unbedingt der Wert einer höchst lebensungünstigen, pathologischen Erscheinung zustehen.

In eben genannter Richtung bewegt sich auch die meines Erachtens ganz irrtümliche Bezeichnung des „Gesetzes zur Verhütung erbkranken Nachwuchses". Es ist geradezu ein verblüffendes Beispiel für die Wahl einer falschen Benennung rebus in medicis. Was das Gesetz enthält, sind Angelegenheiten erblich belasteter Menschen. Man hätte also vom „erblastigen" Nachwuchs, nicht aber vom „erbkranken" sprechen müssen; denn da handelt es sich um Menschen mit anlagemäßigen Irrungen der Konstitution. Diese brauchen keineswegs krank mit Leistungsminderung, gestörtem Wohlbefinden und Anpassungsschwäche ihr Leben zu fristen; da handelt es sich also zunächst nicht um Beantwortung von Schädlichkeiten, die an das jeweilige erbbelastete Einzelwesen herangetragen wurden, mag auch oft genug sekundär aus der erblastigen Anlage schließlich ein abartiger Charakter, eine Psychose, ein Leiden hervorgehen, das den Träger im schlimmsten Fall als asozial und leistungsunfähig erscheinen läßt. Man bedenke doch ja: Es gibt eben außer „Krankheiten" noch andere bionegative Erscheinungen des Lebens, die der ärztlichen Aufmerksamkeit und der ärztlichen Fürsorge wert sind. Auch die schwersten Erbanomalien im seelischen Sektor sind anlagemäßig bedingte Organisationsfehler, etwa vergleichbar den leichter zu erfassenden körperlichen Mißbildungen. Gleichwohl hat sich der Ausdruck „Erbkrankheiten" in weitem widersinnigem Brauch eingeführt. Der Widersinn leuchtet ein, wenn man auf die Psychiater und Neurologen hören will; ihnen gelten Neurosen und Psychosen, die nicht als Beigabe an primäre körperliche Schäden fixiert sind, also etwas anderes denn als eine Krankheit. Da handelt es sich also um besondere, ungewöhnliche Äußerungen auf dem Gebiet des Seelischen. Mag sein, daß mit der Zeit die eine oder andere solcher Psychosen noch als antwortliches Ergebnis organischer Schädigung erwiesen werden kann. Wenn der Volksmund in solchen Fällen die Patienten „krank" nennt, so wollen wir es lediglich in der allgemeinsten Bedeutung „schwach und ungeeignet" nachfühlen, wollen aber in der Voraussage des Ablaufs solcher sog. „Geistes- oder Nervenkrankheit" besonders vorsichtig sein. Die menschliche Natur ist ja überaus kompli-

---

[7] KURT SCHNEIDER, Zum Krankheitsbegriff in der Psychiatrie. Dtsch. med. Woch. 71; Nr. 29/32; 1946.

ziert. Schon in gewissen Phasen der seelischen Bekundung machen sich gelegentlich Widersprüche, Zerrissenheiten und Abwegigkeiten kund, die an das Abnorme streifen, obschon man derentwegen den Träger solch auffälligen Wesens nicht kurzweg krank nennen wird, auch nicht in Kreisen des Volkes. Wie die einfachen Leute in dieser Hinsicht denken, das kann vielleicht ein altes, oberpfälzisches Lied lehren, das man früher zur Laute sang. Da bekämpft ein Mensch zwiespältiger Gemütsverfassung, was ihm der Doktor in grober Derbheit über seinen Zustand bekundete, und das ist eine Wesensdeutung, die auch für unser Thema einiges besagt:

> *„Oitzerla[8] woaß i net, wia mir is.*
> *I bin net krank und bin net g'sund.*
> *I bin blessiert und find koa Wund,*
> *Oitzerla woaß i net, wia mir is.*
>
> *I hab koa Geld und möcht an Wein,*
> *Möcht geistli wern und weltli sein!*
> *I roaset gern in d' Welt hinaus*
> *Und bleibet gern beim Schatzerl z' Haus.*
>
> *I hab deshalb an Doktor g'fragt.*
> *Der hat mir's glei ins G'sicht nei g'sagt:*
> *A Narr bist, dös ist g'wiss! –*
> *Oitzerla woaß i a, wia ma is.“*

Wir leben in einer Zeit, die mit Recht sehr bemüht ist, den kranken Menschen als Einheit von Leib und Seele zu erfassen. Ja es ist nicht ausgeschlossen, hierin die Weiterentwicklung zu ersehen im Wandel der Betrachtung des Pathologischen am Kranken als Objekt und Subjekt zugleich. Das bedeutet meines Erachtens nicht, daß man den engen medizinischen Krankheitsbegriff nun neu fassen müßte. Es verlangt aber, daß der Arzt über jene funktionelle Pathologie im Bild ist, die in Wirkung und Wechselwirkung nebeneinanderlaufende Erscheinungsreihen ermöglicht, Leistungen verschiedenen Gepräges und verschiedenen Vermögens, aber doch *eines* Organismus, Leistungen, die zusammengehören und alles in allem die Situation ihres Trägers in seiner Umwelt werten lassen. Niemand, der Sinn für ärztliches Wollen hat, wird bestreiten, es sei in jedem Fall notwendig, auch den seelischen Besonderheiten des Patienten ein Augenmerk zu widmen. Dies gilt insbesondere für seelische Belastungen, die im Verlauf oder im Gefolge einer Krankheit sich mehr oder minder deutlich zeigen.

Natürlich sind Erfahrungen und kritische Scheidung unbedingt am Platze wenn es gilt, die Verflechtung auseinanderzulegen, in der sich psychische Äußerungen und körperliche Symptome darbieten. Um auf diese Schwierigkeit noch kurz zu verweisen, sei von vornherein bedacht, daß für solches Zusammenspiel mehrlei Möglichkeiten bestehen. Es ist unzweifelhaft, daß organisch bedingte Krankheit – man denke an hochfieberhafte Zustände – nicht selten durch Stö-

---

[8] „Oitzerla“ = jetzt.

rung der Seelentätigkeit kompliziert ist. Es können aber auch umgekehrt körperliche Erscheinungen atypischen oder überwertigen Gemütsäußerungen symptomatisch beigesellt sein. *KURT SCHNEIDER* verweist in dieser Hinsicht auf die Magensekretion, auf Herz- und Gefäßregulationen. Und man weiß ja, was ärgerliche Emotionen da vermögen. Man wird auch nicht vergessen dürfen, daß es aus geistig-seelischer Abwegigkeit geradezu eine Flucht in körperliche Krankheit geben kann, und *HOLLMANN*[9] hat in seinem sehr lesenswerten Büchlein mannigfaltige Verknüpfungen von Krankheit, Lebenskrisen und sozialem Schicksal dargestellt. All das will berücksichtigt sein, und wer sich die Zeit nimmt, diese Dinge in weitem Ausmaß, etwa im Sinne des Charmides zu erfassen, der rechnet in der Tat mit der Ganzheit eines Menschen und seiner Umwelt, so wie es Platon als wünschenswert für die ärztliche Bemühung aussprach.

Auf der anderen Seite muß man vor Überwertungen auf der Hut sein. Es sollte nicht vergessen werden, daß nach älteren und neuen Zeugnissen an eine „reine Psychogenese" körperlicher Krankheiten nicht zu denken ist. Dies gilt, wenn auch symptomatische Organäußerungen durch vorauslaufende seelisch-entsprungene Abwegigkeiten als Folgen möglich sind, wie etwa eine Schüttellähmung oder eine Kontraktur infolge affektiver Störung des Gliedmaßengebrauchs. *KURT SCHNEIDER*, den ich auch hier als Gewährsmann nenne, illustriert den Nicht-Zusammenhang einer beherrschenden körperlichen Krankheit mit rein psychischen Voraussetzungen durch das Exempel des Schlaganfalls auf einen Schrecken hin. Um dieses Beispiel plastischer zu gestalten, sei an das Ende des bejahrten Landsknechtsvaters *GEORG VON FRUNDSBERG* erinnert: Als seine Söldner im März 1527 wegen rückständiger Bezüge meuterten, traf ihren alten Führer der Schlag. Im Stil der Novellisten machen sich bei derartiger Schilderung Schreck und Ärger recht gut als Ursachen des Schlaganfalls. Aber ohne krankhafte Gefäßwandschäden im Hirnbereich des gealterten Feldhauptmanns wäre mit Sicherheit trotz Schreck und Ärger eine Apoplexie nicht zustande gekommen. Ergo: Um eine „conditio sine qua non" kann es sich beim Hinweis auf solche Gemütserregung in entsprechenden Zusammenhängen mit Krankheit nicht handeln *(KURT SCHNEIDER)*. –

Ich kehre zurück zu der Idee des Themas. Der heutige Wortklang „krank" wird also in recht verschiedenem Zusammenhang angewendet. Oder umgekehrt gesagt: Die Medizin muß aus Gründen der Bewertung und der Heilplanung im Fall gesundheitlicher Störungen unterscheiden zwischen anlagemäßigen Erscheinungen und solchen, die als wesentlich reaktiv nach Schädlichkeitseinwirkungen in einer mehr oder minder ausdrucksvollen lebendigen Erscheinungskette imponieren, sei es in vorübergehendem Verlauf, sei es in lang hingezogener Zuständlichkeit. Für all diese an Mensch und Tier, zum Teil auch an Pflanzen, vorkommenden Veränderungen gibt es kein bezeichnendes, gemeinsames deutsches Wort. Daher kommt der oft so undiszipliniert erscheinende Gebrauch des Wortes „Krankheit". Und so läßt sich auch besser begreifen, wenn es vorkam, daß eine Krankenversicherung sich so aus dem Dilemma half, daß sie ihre Unterstützungsaufgabe all denen versprach, die der Hilfe des Arztes bedürften,

---

[9] W. HOLLMANN, Krankheit, Lebenskrise und soziales Schicksal. Leipzig 1940.

wodurch sie einfach für ihre praktischen Zwecke Definitionen wie „Krankheit", „Psychosen" und dergleichen vermied und dafür kurzweg „ärztliche Notwendigkeit" einsetzte. Natürlich dient solches Verfahren nicht der wissenschaftlichen Klarheit. Andererseits ist es einfach unsinnig, zu verlangen, die Sprache eines Volkes habe sich nach dem Sinn zu richten, den Fachleute in einem bestimmten Wissenschaftsrahmen für gewisse Worte als zwingend erachten. Und da überdies die Medizin selbst im Gebrauch des Ausdruckes „Krankheit" nicht ganz konsequent zu verfahren pflegt, ist es notwendig, sich daran zu erinnern, daß neben der engen medizinischen Umgrenzung des Krankheitsbegriffes eine wesentlich weitere und bildhafte Anwendung des Wortes „krank" möglich ist, die auf eine Leistungs- oder Qualitätseinbuße des bezeichneten Wesens oder Dinges hindeuten will.

Der Arzt, der die Vielfalt des pathologischen Lebens kennt, ist sich darüber klar, daß es neben der Krankheit als Responsiveffekt nach Schädigung auch andere Erscheinungen an hilfebedürftigen Menschen gibt, die zwar ebenfalls leistungsmindernd und aber dennoch als Äußerungen eines anderen Zusammenhanges zu gelten haben. All das ins lebendige Aggregat der pathologischen Funktion einzubeziehen und zu bedenken, wird vom Arzt als einem wirklichen Doktor verlangt, damit er die Rechnung der ablaufenden Lebenskette richtig erfasse und dem pathologischen Geschehen zu ruhiger und sicherer Regelung verhelfe, d.h. nach Möglichkeit zur Rückkehr in die Anpassungsbreite des Gesunden.

Lieber Walter Müller!

„Krankheit" ist wirklich ein vielseitiges, schwer zu lösendes Problem. Der untersuchende menschliche Geist hat es bis jetzt nicht zu allseitiger Befriedigung lösen können. Alles, was darüber geschrieben wurde, ist ein Stückwerk, und alle Definitionen ihrer Bedeutung kommen mir vor wie Zäune mit Lücken. Wie schön, daß die gütige Natur sich um Regeln der Philologie und Prinzipien der Philosophie, um Einteilungsversuche und Rechthabereien nicht bekümmert. Sie verteilt ihre Gaben blind, verteilt aber reichlich und fortgesetzt auch an den Widerstrebenden, was sie zu geben hat. Möchte davon auch Ihnen, ... der Wiedergewinn einer ... erfolgreichen Lebensstrecke gewährt sein! Dieser Wunsch umschließt alle Hoffnungen, die ein freundlich gestimmtes Herz für Sie hegen kann.

Daraufhin reich' ich Ihnen grüssend die Hand.

Stets Ihr alter
Georg B. Gruber

Göttingen, im Sommer 1947.

Georg Büchner als Naturforscher

Wilhelm Doerr*

Anläßlich der Feier des 150-jährigen Bestehens der realen Bildungsanstalten in Darmstadt (23. September 1976) hatte mich mein Freund, der langjährige Direktor der GEORG BÜCHNER-Schule, der Mitschüler von einst, Herr Dr. EKKEHARD BORN, gebeten, die Ansprache zu halten. Es war selbstverständlich, daß ich mich mit den Namensgebern der drei Schulen zu beschäftigen hatte, *mit LICHTENBERG, LIEBIG und BÜCHNER.*

Ich gestehe, daß ich mich damals und zunächst gewundert hatte, daß ausgerechnet GEORG BÜCHNER, der Unvollendete oder Frühvollendete, unser Patronus war, denn seine Leistungen als Dichter hatte ich zwar bewundert, aber so richtig und von innen heraus nachvollzogen hatte ich sie damals nicht, – noch nicht. Immerhin kannte ich wie jeder Schüler des Alten Realgymnasiums und zu meiner Zeit Dr. ANTON BÜCHNER – „TONI BÜCHNER" sagten wir –, den Nachfahren und Großneffen. Die Gesamtfamilie der hessischen BÜCHNERs war eindrucksvoll genug. Aber ich fand einen anderen Zugang zu GEORG BÜCHNER durch dessen Arbeiten, nämlich am Homologieproblem, und zwar auf dem Feld der wissenschaftlichen Anatomie und morphologischen Zoologie. Diese Tatsache berührte einen Kernpunkt meiner eigenen wissenschaftlichen Bemühungen, und das kam so: Der Hausarzt meiner Eltern, Herr Dr. SIEGFRIED BLACH, ein College mosaischen Glaubens und liebenswerter Mensch, der bis zu seiner 1937 erfolgten Emigration seine Praxis in der Hügelstraße hatte, schenkte mir bei Beginn meines Studiums (1. Mai 1933) das seinerzeit epochemachend gewesene Anatomiebuch von HERMANN BRAUS (1921). Dort wurde auf den Seiten 655–669 alles das abgehandelt, was mich mein Lebtag lang bewegt hatte. So geriet ich in den Bann des „anatomischen Gedankens".

Im GOETHE-Jahr 1932 gingen EKKEHARD BORN und ich in die Oberprima. Unser Klassenführer Professor WILHELM KLOOS hatte uns durch und durch „goethe-isiert". GOETHES Naturbegriff – Ideenlehre, Typenlehre, Bauplanlehre – war wie eine uns Jünglinge beflügelnde Ahnung. Sie trug uns an die Schwelle der „Wirbeltheorie" und zu der Begegnung von GOETHE und OKEN.

Ich versuche, meinen Auftrag zu erfüllen, indem ich anspreche

1. die essentiellen Daten aus dem Leben GEORG BÜCHNERs,
2. seine Arbeiten auf dem Gebiet sogenannter Naturforschung,
3. indem ich versuche, eine Charakterisierung der Medizin als Wissenschaft zu Lebzeiten BÜCHNERs zu geben und
4. indem herausgearbeitet wird, was an BÜCHNERs naturwissenschaftlicher Arbeit noch heute bemerkenswert, d. h. beispielhaft und lehrreich erscheint.

Dabei befinde ich mich in einer gewissen Schwierigkeit insofern, als ich den anwesenden Ärzten Dinge vortragen muß, die ihnen möglicherweise geläufig sind, ja sie langweilen könnten, den Mitgliedern der GOETHE-Gesellschaft aber zu fachbezogen, also zu spezialistisch erscheinen mögen. Ich entschuldige mich fürsorglich nach beiden Seiten, und ich bitte um Geduld.

---

* Vorgetragen am 10. März 1987 in der GOETHE-Gesellschaft zu Darmstadt

In den hinter uns liegenden Jahren, besonders in den letzten Monaten ist eine Flut von Mitteilungen über Leben und Werk GEORG BÜCHNERS und natürlich besonders über die sprachlichen Leistungen

als Dramatiker,
als Lustspieldichter,
als sozial engagierter Kritiker seiner Epoche,
als Revolutionär,
aber auch als Briefschreiber,
als etwa aufmüpfiger Sohn achtbarer Eltern,
als liebender Verehrer seiner Verlobten „Minna", schließlich
als schimpfgewaltiger Politiker

erschienen, daß man als Arzt beklommen einhält und frägt: Was soll ich, was kann ich in diesem Zusammenhang bringen? Ist das nicht sehr viel oder bleibt eine Lücke? Sind da nicht auch andere Leistungen bemerkenswert? Was kann man über den skizzierten Kreis von Ereignissen oder Eigenschaften hinaus von einem wenig mehr als 23 Jahre alt gewordenen Menschen erwarten?

Geben Sie mir die Freiheit, den „Fall BÜCHNER als Naturforscher" so darzustellen, wie man als Pathologe im Falle einer Begutachtung vorgehen würde. Ich beginne also mit einer *biographischen Anamnese.* ANTON BÜCHNER (1963) glaubt, daß unsere BÜCHNERS aus Buchen im Badischen Bauland stammen und in 6 Generationen durch den östlichen Odenwald nach Norden über Neustadt und Reinheim gewandert sind *(Abb. 1).* Der 8. BÜCHNER endlich hatte sich in Darmstadt angesiedelt; das Haus in der Grafenstraße war uns Älteren bekannt.

Grobe Orientierungsübersicht über die Genealogie der Familie des Georg Büchner

(nach den Angaben von Anton Büchner)

Hans Büchner	1550 — 1620	Neustadt i.O.	Bader
Wilhelm Büchner I	1587 — 1667		Bader
Wilhelm Büchner II	1613 — 1688	Reinheim	Bader
Johannes Büchner	1658 — 1694		Bader
Johann Philipp Büchner	1687 — 1749		Bader
Georg Philipp Büchner	1726 — 1794		Ldgrfl. Hess. Stadt-Chirurgicus

5 Söhne, alle Ärzte, 2 in holländischen Militärdienst, 2 promoviert

Johann Jakob Karl Büchner 1753 — 1835		Großherzogl. Hess. Stadt- Chirurgus

6 Söhne, 2 Töchter

Ernst Karl Büchner 1786 — 1861	Goddelau, Darmstadt	

Stud. in Holland, französ. Militärdienst   Großherzogl. Hess.
1911 Promotion in Gießen   Ober-Med. Rat
1815 Erweiterung des Doktorgrads
(Dr. der gesamten Heilkunde), Gießen

Abb. 1. Genealogie der hessischen BÜCHNERS, d.h. der Ahnen in männlicher Linie des GEORG

Alle BÜCHNERs der geraden Linie waren heilberuflich tätig, 6 waren Bader, 2 –
der 7. und 8. BÜCHNER – promovierte Ärzte. Die Eltern GEORG BÜCHNERS
(Abb. 2) hatten sieben Kinder. Georg war der Älteste; ein Brüderchen starb als
Säugling. *Alle* Geschwister sonst haben beachtliche Lebenswege durchwandert
und Bemerkenswertes geleistet:

WILHELM begründete eine Fabrik für Ultramarindarstellung und kam zu Wohlstand;
LUDWIG BÜCHNER wurde Erfolgsautor großen Stiles;
ALEXANDER BÜCHNER, Emigrant aus dem Jahre 1848,
    war Professor an der Universität Caën,
    ein Sprachwissensschaftler, doppeltpromoviert;
LOUISE BÜCHNER wurde eine ungemein sympathische „Frauenrechtlerin"
    von großer Ausstrahlungskraft,
    die sich der persönlichen Achtung und Anerkennung des
    Preussischen Kronprinzenpaares FRITZ und VIKTORIA erfreute;
    sie wurde weltweit anerkannt.
MATHILDE, die Zweitälteste der Reihe,
    wurde von den Geschwistern als die „Felsenfeste" der Familie
    („Felsencharakter") bezeichnet.

GEORGs naturwissenschaftliche Begabung leitet sich her aus der Gunst des Erb-
ganges. Den Lebensgang GEORGs darf ich als im grundsätzlichen bekannt vor-
aussetzen. Ich darf nur einige Anmerkungen machen *(Abb. 3):* Am 29. September
1830 hielt GEORG als Primus seiner Klasse die Jahresansprache über „Cato von
Utica", – sachverständig, kritisch, ein bißchen aufbegehrend, hinreißend. BÜCH-
NER erregte Aufsehen. In das Abgangszeugnis Ostern 1831 schrieb CARL DIL-
THEY, der Direktor des Gymnasiums:

„Von seinem klaren durchdringenden Verstande hegen wir eine viel zu vor-
teilhafte Ansicht, als daß wir glauben könnten, er würde jemals durch Erschlaf-
fung, Versäumnis oder voreilig absprechende Urteile seinem eigenen Lebens-
glück im Wege stehen"!

Kinder der Eheleute Dr. Ernst Karl Büchner und Frau Caroline Louise geb. Reuß

Georg	Mathilde	Wilhelm	Karl	Louise	Ludwig	Alexander
1813–1837	1815–1888	1816–1892	1.5.1818–17. 9. 1818	1821–1877	1824–1899	1827–1904
Frühvollendeter Unvollendeter	"Felsencharakter"	Ultramarinfabrik Plungstadt		"Frauenrechtlerin"	Hzgl. Coburg. Prof., Dr. med. "Kraft und Stoff"	Professor in Caën, Dr. iur. Dr. ès Lettres

Abb. 2. Geschwister von GEORG BÜCHNER

Chronologie des Lebensganges v. Gg. Büchner

1813	17. Oct.	geboren in Goddelau
1815	18. Juni	Schlacht bei Waterloo
1816		Darmstadt
1817		Wartburgfest
1830	29. Sept.	Ansprache im LGG "Cato von Utica"
1831	Ostern	Abgangszeugnis vom LGG durch Carl Dilthey
1831	9. Nov.	Immatrikulation Straßburg
1832		Verlobung mit Wilhelmine Jaeglé
1833		Gründung der Universität Zürich
1833	31. Oct.	Immatrikulation Gießen
1833 Nov. bis 1834 Januar		"Meningitis" Gießen und Darmstadt
1834	Ostern	"auf einen Sprung in Straßburg"
1834	Juli	Hess. Landbote
1835	WS 34/35	Arbeit im Labor des Vaters "Dantons Tod", Konzeption des "Woyzeck"
1835	1. März	Flucht nach Straßburg, Ankunft 9. März
1835	Juli	"Dantons Tod" erscheint
1835	October	"Novelle Lenz" (Fragment)
1836	April/Mai	drei Vorträge im naturhistor. Verein Straßburg
	September	"Leonce und Lena"
1836	3. Sept.	Promotion Dr. phil. Zürich in absentia Promotor Prof. Baiter
1836	26. Sept.	Gesuch um Zulassung zur Habilitation
1836	17. Oct.	Aufbruch von Straßburg nach Zürich
1836	20. Oct.	Zürich
1836	5. Nov.	Antrittsvorlesung als PD, Erziehungsrath anerkennt
1836	11. Nov.	Beschluß des Polizeyraths: GB erhält Aufenthaltserlaubnis
1836 Dec. bis 1837 Januar		erste selbständige Vorlesung (zootom. Seminar) gleichzeitige Arbeit am "Woyzeck"
1837	19. Februar	Tod 3. Krankheitswoche Typhus abdominalis

Abb. 3. Daten zum Lebensgang Georgs. Es sei angemerkt, daß das Gymnasium in Darmstadt um 1831 „Pädagogium" genannt wurde; sein jetziger Name – Ludwig-Georgs-Gymnasium – kam erst um 1865 (!) auf

Der Umstand, daß *Straßburg* als Studienort gewählt wurde, erklärt sich aus der Frankophilie der Eltern. Der Vater war ein Verehrer Napoleons, die Mutter hatte Verwandte im Elsaß. GEORG studierte Medizin, Naturwissenschaften und Philosophie. Er geriet schon damals in den Schülerkreis der Professoren GEORGES DUVERNOY (1777–1855) und ERNEST ALEXANDRE LAUTH (1803–1837). Ersterer vertrat vergleichende Anatomie, Letzterer Anatomie *und* Physiologie (die Fächer waren damals noch nicht getrennt).

Als der Zwanzigjährige nach *Gießen* kam, begann die kritische Phase seines Schicksals (VIËTOR 1928). In Hessen besaß man weder die loyale Staatsbürgergesinnung der Altpreußen, noch die politische Unmündigkeit und Indolenz der Menschen der österreichischen Länder (VIËTOR 1949). In diesem geistigen Freiraum trug die charakterliche Veranlagung BÜCHNERs, die ihre spezifische Note durch die Interferenz einer frappierenden Beobachtungsgabe mit einer realistischen Neigung zur Kritik erhalten hatte, die bekannten bitteren Früchte (HER-

ZOG 1963). Sein politisches Denken paßte nicht in das Schema der Zeit. Ich halte es für einen Akt der Klugheit, daß die Eltern ihren Erstgeborenen im WS 1834/35 „eimheimsten", unter welchen Spannungen auch immer. In „hastender Angst" wurde „DANTONs Tod" geschrieben und an KARL GUTZKOW geschickt (v. ZABELTITZ 1915).

Die Eineinhalbjahre der *zweiten Straßburger Zeit* bringen BÜCHNERS Gaben zur vollen Entfaltung. Er hofft politisch von jetzt an auf die Zeit; er ist damit beschäftigt, eine unabhängige Existenz zu begründen (BISCHOFF et al. 1985). Trotz der vermehrten Arbeit scheint sich GEORG BÜCHNER wohl zu befinden. „Die Briefe an die Familie haben einen ruhigen, gelösten, mitunter bescheiden-stolzen Ton" (BACH 1937). Der „DANTON" ist die großartige Arbeit einer genialischen Jünglingskraft, der „WOYZECK" ist Manneswerk, – dicht, hart, meisterhaft, souverän in der Kunst des Weglassens (BACH 1937). HANS MAYER (1987) zitiert KARL GUTZKOW, der in dieser Zeit der Anspannung die Dichterkraft des BÜCHNER durch die Philosophie geregelt sehen zu dürfen geglaubt hatte. Zu einem Freund habe BÜCHNER gesagt, wie glücklich es ihn mache, daß er werden könne, wozu er einzig tauge: „Ich bin nie, auch nur eine Sekunde lang, im Zweifel über meinen Beruf gewesen"[1]. BÜCHNER habe mit Bestimmtheit seinen Platz in der Naturwissenschaft gesehen (FRIEDRICH GUNDOLF[2]). Die Arzneikunst habe ihm im Blut gesteckt, merkwürdig sei gewesen, daß er auch „dichterisches Genie" besessen habe. Derlei „Legierungen" kenne man sonst nur von GOETHE, NOVALIS, CHAMISSO, SCHNITZLER, CAROSSA, GOTTFRIED BENN, – sie seien also selten!

Hier machen wir eine *Zäsur*. Wir stehen im Frühjahr 1836, und wir wollten BÜCHNERS Leistungen als Naturforscher deutlich machen. Immerhin muß man den jungen Forscher und Dichter nach seinen seelischen Qualitäten noch besser charakterisieren:

„Der Hessische Landbote" sei Ausdruck seiner sozialen Empörung,
„DANTONs Tod" das Äquivalent der Entsagung,
„LEONCE und LENA" zeige eine unvermutet große und natürliche Heiterkeit,
   fast ein Lächeln,
der „LENZ" offenbare BÜCHNERS Leidenserfahrung und Glaubensqualitäten,
der „WOYZECK" sei der Gestalt und Ereignis gewordene Ingrimm
   (E. JOHANN 1958; 1975).

Über BÜCHNERS im eigentlichen Sinne *ärztliche Tätigkeit* wissen wir nicht viel. Ganz sicher aber hat ihn sein Vater als *mulus,* also nach dem Schulabgang, später in den langen Sommerferien 1834 auf Krankenbesuchen und zu kurativen Bemühungen mitgenommen. Daß BÜCHNER-Vater ein Mann von großem Fleiß und Ernst war, ein anatomisch-zoologisches Kabinett in seinem Hause unterhielt, Mitherausgeber von HENKES Zeitschrift der Staatsarzneikunde war, muß

---

[1]   VIËTOR 1949 S. 215.

[2]   Zitiert nach MARTENS, S. 22.

bedacht werden. BÜCHNER sen. war wohl überwiegend durch den seit 1761 – seit MORGAGNI in Padua und ALBRECHT V. HALLER in Göttingen und Bern – mehr und mehr aufkommenden „anatomischen Gedanken" methodologisch geprägt. Der frühere Zürcher Medizinhistoriker ERWIN ACKERKNECHT hatte vor Jahren darauf hingewiesen, daß die französische Revolution einen eigenen Einfluß auf die Ausbildung der jungen Ärzte gehabt habe. Peu lire, beaucoup faire, beaucoup voir (!), das sei die Devise gewesen. Es ist ganz sicher, daß KARL ERNST BÜCHNER, der doch jahrelang Militärarzt in der napoleonischen Armee gewesen, in diesem Sinne selbst erzogen worden war.

Die Zeit um die Wende des 18. und 19. sc war reif für technisch vollkommenere und intensive diagnostische Arbeiten am Patienten. LEOPOLD AUENBRUGGER hatte (1761) die Perkussion, RENÉ THÉOPHILE H. LAENNEC (1819) die Auskultation erfunden. GEORG BÜCHNER hatte sich, man weiß dies, des Stethoskopes bedient. FRANÇOIS XAVIER BICHAT hatte den Krankheiten einen Sitz angewiesen, nämlich von den Veränderungen des „Zellengewebes" gesprochen[3].

Das ist das eine; BÜCHNERs Starthilfe durch den Vater war beträchtlich. Das andere ist komplizierter: Ich denke an die Konzeption der Psychiatrie durch JOHANN CHRISTIAN AUGUST HEINROTH (1773-1843). HEINROTH ist der Begründer der Psychiatrie als Wissenschaft (SCHOMERUS 1965). Ich denke an die ernsten Bemühungen BÜCHNERs um die Philosophie. Aber dies gehörte damals zu einer ordentlichen wissenschaftlichen Grundausbildung. Ich erinnere an den Zeitgenossen JOHANNES MÜLLER (1801-1858), der Lehrer und Mentor einer großen Zahl hervorragender Gelehrter (TH. SCHWANN, R. VIRCHOW, H. V. HELMHOLTZ, E. DU BOIS-REYMOND) gewesen war. MÜLLER hat in seiner Antrittsvorlesung als Privat-Dozent in Bonn (am 24. October 1824) „Von dem Bedürfnis der Physiologie nach einer philosophischen Naturbetrachtung" gesprochen, – damals viel beachtet, hundertfach zitiert, für die große Zeit sogenannter Naturphilosophie geradezu spezifisch.

Ich erinnere an das köstliche Buch von J. F. HERBART „IMMANUEL KANTS Anthropologie in pragmatischer Hinsicht" (1833). Menschenkunde braucht jeder, der unter Menschen leben will, – so oder so ähnlich wird das Werk eingeleitet. Und es geht dann weiter: Sucht man die cognitio unionis, quam mens cum tota natura habet, so muß man sein Studium bei SPINOZA anfangen! – Da haben Sie's: BÜCHNER kam um ernstliche Arbeiten am geistigen Nachlaß der großen Philosophen nicht herum.

Aber es muß *noch* eine Besonderheit, nämlich die Anthropologie NASSES genannt werden: CHRISTIAN FRIEDRICH NASSE (1778-1858), weiland Professor der speziellen Pathologie und Therapie in Bonn, vertrat eine Anthropologie, in der er die These entwickelte: Leib und Seele verhalten sich wie Partner; es gibt hier nur ein Miteinander; es gibt weder reine Geistesstörungen noch „pure Körperkrankheiten". Dabei wird eine Aussage von HEINROTH – des Begründers der Psychiatrie – in Rechnung gestellt, daß, wie das Sonnenlicht als solches nicht aus

---

[3] Gemeint waren natürlich nicht „Zellen" im Sinne der mikroskopischen Anatomie, sondern „Zellen" als Binnenräume schlechthin, besonders im Bindegewebe. Gemeint waren also die „Kammern", die man bei makroskopischer Präparation des Unterhautfettgewebes ohne Schwierigkeit nachweisen konnte.

Farben, der Mensch nicht aus Leib und Seele zusammengesetzt sei! Hier brechen älteste Überlieferungen auf (SCHIPPERGES 1987):

> Unde anima et caro in duabus naturis unum opus existunt (Leib und Seele bilden *eine* Wirklichkeit), quomodo et a prima constitutione confectum est et supra et subtus, circa et intra corpus ubique est (was so viel heißen mag wie: von seiner ursprünglichen Verfassung [Konstitution] her oben, unten, außen, innen – der Mensch ist halt ein körperliches Wesen [SCHIPPERGES 1987]).

Und ich füge OTTO GSELL (1983) hinzu: Ars medica tota est in observationibus. Diese Aussage mag als *Grundgesetz* gelten, natürlich auch als BÜCHNER in Straßburg anfing. Im vergangenen Jahrhundert wechselten *drei Hauptrichtungen* – Geisteshaltungen – auf dem Gebiet der Heilkunde: Die Naturphilosophie, die naturhistorische Betrachtungsweise, die Naturwissenschaft. BÜCHNERS Leben und Arbeit fallen ganz in die Zeit sogenannnter Naturphilosophie, eine Art von Gegenreaktion auf die intellektuelle Folge der Pariser Revolutionsjahre. Diese uns heute oft seltsam anmutende romantische Medizin besaß auch liebenswerte, überaus menschliche Züge. Wie in jedem Leben haben sich bei BÜCHNER viele interkonnektive Einflüsse auf Berufswahl und Arbeitsstil abgespielt:

> Das Elternhaus mit Vorbild und Beispiel des nicht immer geliebten, wohl aber geachteten Vaters, mehr noch mit der differenzierten Empfindsamkeit – für alles Schöne und Große – in Sprache und Dichtung bei der Mutter;
> die humanistische Schulbildung;
> die überragende Qualität einiger Hochschullehrer;
> wahrscheinlich auch die Verlobte, seine „Minna", wie er sie nannte, die ihn arbeiten ließ, die ihn also nicht behinderte, sondern förderte.

In BÜCHNERS Arbeiten als Naturforscher werden neuerdings *zwei* Richtungen unterschieden, die Psychopathologie und die vergleichende Anatomie (HENKELMANN 1976). Ich folge dieser Zweiteilung nur mit Vorbehalt, aber ich referiere. Man hat in BÜCHNER den großen *Psychopathologen* sehen zu dürfen geglaubt: „LENZ" und „WOYZECK" gelten als „Gestörte". BÜCHNER hatte in den Mittelpunkt seiner Krankheitsauffassung im seelischen Bereich „Wahnwelt", „Halluzinationen", „Affektentzug", „Auflösung" der Persönlichkeit gestellt und im „WOYZECK" 50 Jahre vor KRAEPELIN ein vollständiges Bild der Schizophrenie gezeichnet. Die Krankheit des „LENZ" stünde für die Leidenserfahrung der (ganzen) damaligen Welt. BÜCHNERS „LENZ" sei ein Stück „Konfliktverarbeitung", vielleicht so etwas wie eine „Reifungskrise". Es werden sehr gern Ähnlichkeiten mit „WERTHERS Leiden" erörtert und Vergleiche zwischen dem Krankheitsbegriff bei GOETHE und BÜCHNER angestellt. Beiden ist die Geschichtlichkeit einer Krankheit selbstverständlich. Krankheiten haben immer einen lebensgeschichtlichen Hintergrund. GOETHE sei aber der größere Realist; Krankheit sei ein „aus dem Gleichgewicht-Geraten" der natürlichen Kräfte. Bei BÜCHNER bedeute Krankheit die umfassende Zerstörung, die Hoffnungslosigkeit, sie mache einen „Riß in der Natur von oben bis unten". Bei GOETHE sind Ärzte in aller Regel positive Gestalten, BÜCHNERS Ärzte therapieren oft nicht mehr, sie sind reine Wissenschaftler. Immerhin: In der Romantik wird die Medizin unter Anleitung durch die Philosophie zu einer „Lebenskunstlehre".

BÜCHNER hat, dem GOETHE von WERTHERS Leiden gleich, das Leben mit der Dichtung überwunden (E. JOHANN 1975).

Am 13., am 22. April und am 4. Mai 1836 hatte BÜCHNER je einen Vortrag vor der Société d'histoire naturelle in Straßburg, und zwar über das Thema „Mémoire sur la système nerveux du barbeau" gehalten *(Abb. 4)* (BERGMANN 1922; STROHL 1936; VIËTOR 1949). Ich hatte schon davon gesprochen, daß GEORG zu dem Arbeitskreis von GEORGES DUVERNOY und ALEXANDRE LAUTH gehörte. DUVERNOY, der profilierteste Schüler von CUVIER in Paris, war vergleichender Anatom hohen Ranges. Die beiden Professoren wußten um die außerordentlichen Bemühungen BÜCHNERS um das ihm gestellte Thema. Es war aus Gründen, auf die ich noch zu sprechen komme, aktuell. BÜCHNER arbeitete an Barben, aber auch Hechten, Karpfen und Maifischen. Er präparierte das Achsenskelett, die Schädel mitsamt Kiemen, vor allem aber Rückenmark, Gehirn, die Spinal- und die Hirnnerven. Der Rhein war damals fischreich, und die kleineren

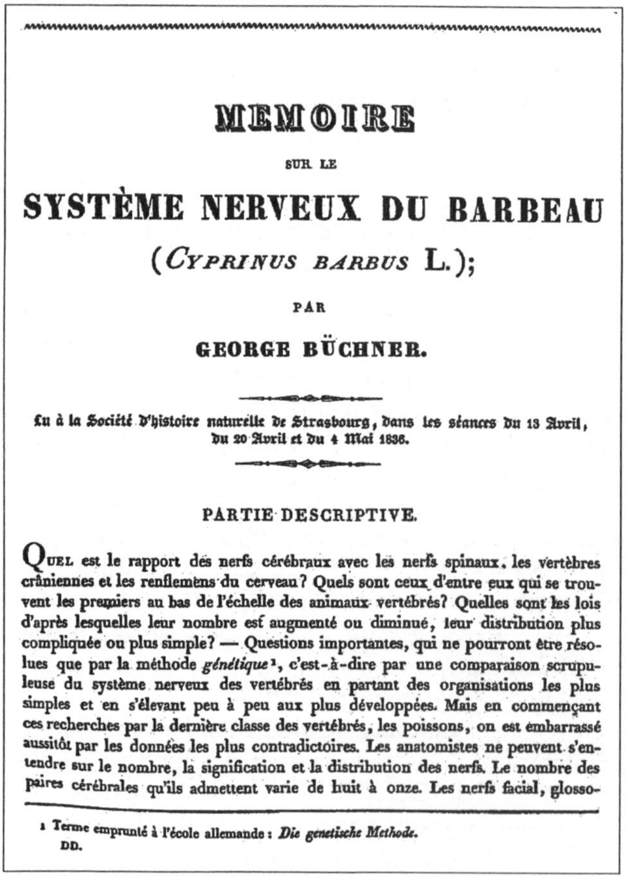

MEMOIRE

sur le

SYSTÈME NERVEUX DU BARBEAU

(*Cyprinus barbus* L.);

par

GEORGE BÜCHNER.

Lu à la Société d'histoire naturelle de Strasbourg, dans les séances du 13 Avril, du 20 Avril et du 4 Mai 1836.

PARTIE DESCRIPTIVE.

QUEL est le rapport des nerfs cérébraux avec les nerfs spinaux, les vertèbres crâniennes et les renflemens du cerveau? Quels sont ceux d'entre eux qui se trouvent les premiers au bas de l'échelle des animaux vertébrés? Quelles sont les lois d'après lesquelles leur nombre est augmenté ou diminué, leur distribution plus compliquée ou plus simple? — Questions importantes, qui ne pourront être résolues que par la méthode *génétique*[1], c'est-à-dire par une comparaison scrupuleuse du système nerveux des vertébrés en partant des organisations les plus simples et en s'élevant peu à peu aux plus développées. Mais en commençant ces recherches par la dernière classe des vertébrés, les poissons, on est embarrassé aussitôt par les données les plus contradictoires. Les anatomistes ne peuvent s'entendre sur le nombre, la signification et la distribution des nerfs. Le nombre des paires cérébrales qu'ils admettent varie de huit à onze. Les nerfs facial, glosso-

[1] Terme emprunté à l'école allemande : *Die genetische Methode.*
DD.

Abb. 4. Titelblatt der einzigen schriftlichen wissenschaftlichen Veröffentlichung BÜCHNERS. Sie wurde als Doktorarbeit *und* als Habilitationsschrift durch die Philosophische Fakultät der Universität Zürich angenommen

Gewässer um Straßburg sollen ergiebig gewesen sein. Das Studienobjekt war also, dem äußerst bescheidenen monetären Status des Forschers angemessen, *wohlfeil.* BÜCHNER führte alle Arbeiten in seinem Zimmer durch; er lebte in Untermiete bei dem Weinhändler SIEGFRIED AM ZOLL. JEAN STROHL (1936) berichtete: Es war ein heikles Arbeiten. Hat doch BÜCHNER den Seitennerv des Fischrumpfes bis in den Schwanz hinein bloßgelegt, die auf der ganzen Länge von ihm abgehenden Hautäste erkannt und eine Faser des intestinalen Vagusastes sogar bis in den Herzvorhof verfolgt. Das war früheren Untersuchern nicht gelungen. BÜCHNER betonte, daß man mit der Lupe und am ganz frischen Tier arbeiten müsse, weil die Nerven sich dann noch durch ihre weiße Farbe von der rötlichen des Fischfleisches abheben würden.

Ich möchte Ihnen einen Begriff von den Präparaten vermitteln *(Abb. 5).* Sie sehen den Kopf einer Barbe von rechts und erkennen die fein ausgezogenen, sich verzweigenden Nervenstämmchen. Die Kopf- und Kiemennerven als solche *(Abb. 6)* erscheinen sehr viel kräftiger. Mit am eindruckvollsten erscheint die Anordnung der Hirnnerven, und zwar in der Ansicht von oben her, nachdem die Schädelhülle abgetragen wurde *(Abb. 7).* Dreht man das Objekt in die Sagittalebene zurück, wird die kraftvolle Organisation des Kiemenapparates deutlich, nachdem BÜCHNER ein kunstvolles Fenster in die äußere Körperdecke geschnitten hatte *(Abb. 8).*

BÜCHNER hat auch versucht, die Funktion der Nerven in Erfahrung zu bringen. Wurden die Seitennerven gereizt, wurden Schwanzbewegungen der Tiere erwartet. An der Regenbogenhaut des Auges lebender Fische prüfte er das Pupillenspiel bei Lichteinfall. Die Vereinigung des Nervus splanchnicus mit dem Intestinaltrakt erschien ihm prinzipiell bedeutsam. Die Innervation der Schwimmblase durch einen Vagusast schien ihm die Lungennatur derselben zu bestätigen. Daß der Nervus facialis das Gehörorgan der höheren Wirbeltiere, bei

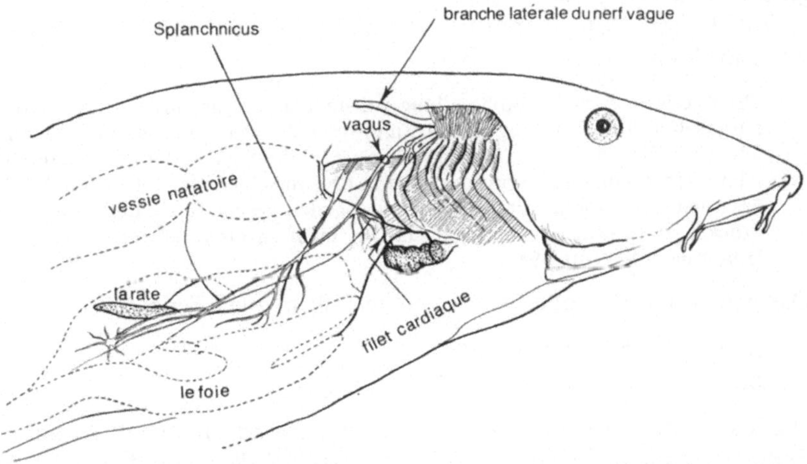

Abb. 5. Aus BÜCHNERS Veröffentlichung: Kopf und Rumpf einer Barbe von rechts. Darstellung besonders des Nervus vagus. Wichtig ist die wohl erstmalige, überzeugende Präparation eines zum Herzen hinziehenden Vagusastes („filet cardiaque")

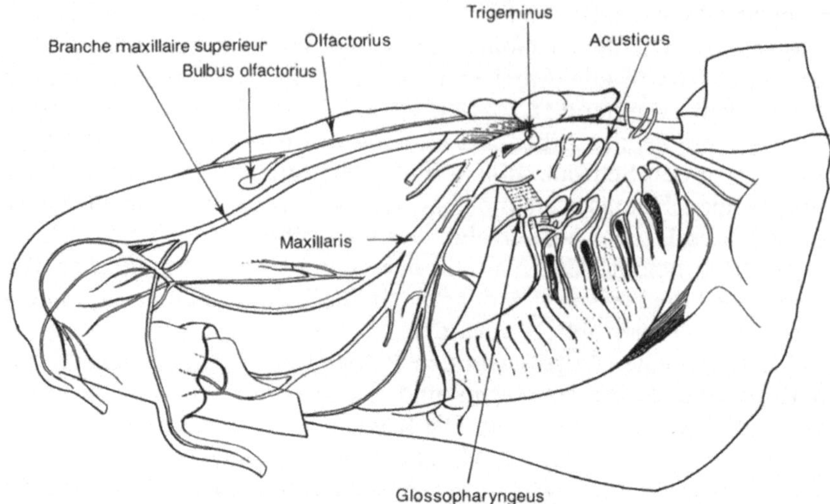

Abb. 6. Tiefere Präparation eines Barbenkopfes und Darstellung von links (ebenfalls aus BÜCH-
NERS Arbeit). Auf der Höhe der Konvexität, unmittelbar dem Trigeminus „aufsitzend" das Gehirn. Interessant ist die Darstellung der topographischen Beziehung des Nervus acusticus zum
Kiemensystem. Daraus resultierte die Vorwegnahme der These, daß die Paukenhöhle (der höheren Wirbeltiere) etwas mit dem Kiemendarmsystem zu tun hätte! sic!

den Fischen aber die Kiemenregion versorgt, schien BÜCHNER die selbst-
verständliche Bestätigung zu der von LORENZ OKEN vertretenen Vorstellung,
daß das Ohr eine ungewandelte Kiemenhöhle sei.

Was BÜCHNER bewegt, sind die *Homologisierungsprobleme,* d.h. die Fragen
nach dem gemeinsamen Ursprung verschieden gestalteter Teile. Dies ist das eigentliche, das tragende Thema.

Am 1. Juni 1836 schrieb BÜCHNER an seinen Freund Dr. Med EUGEN BÖ-
CKEL in Wien:

> „Erst gestern ist meine Abhandlung vollständig fertiggeworden. Sie hat sich viel weiter
> ausgedehnt, als ich anfangs dachte, und ich habe viel gute Zeit mit verloren; doch bilde
> ich mir dafür ein, sie sei gut ausgefallen – und die Société d'histoire naturelle scheint der
> nämlichen Meinung zu sein. Ich habe in drei verschiedenen Sitzungen drei Vorträge dar-
> über gehalten, worauf die Gesellschaft sogleich beschloß, sie unter ihren Mémoiren ab-
> drucken zu lassen; obendrein machte sie mich zu ihrem korrespondierenden Mitglied"
> (zitiert nach STROHL 1936).

Die Arbeit hat 57 große Seiten und zerfällt in zwei Teile, in eine

partie descriptive und eine
partie philosophique.

„Philosophique" ist mit „betrachtend, bewertend, deutend" zu übersetzen. Am
Ende der partie descriptive finden sich *zwei Tabellen,* von denen die eine *(Abb. 9)*
zeigt, welche Hirnnerven welchen Gehirnabschnitten zugeteilt worden *waren,*
die andere aber *(Abb. 10)* darlegt, wie die Beziehungen zwischen den Anschwellungen des Gehirnes, den Gehirnnerven und den „Schädelwirbeln" von BÜCH-

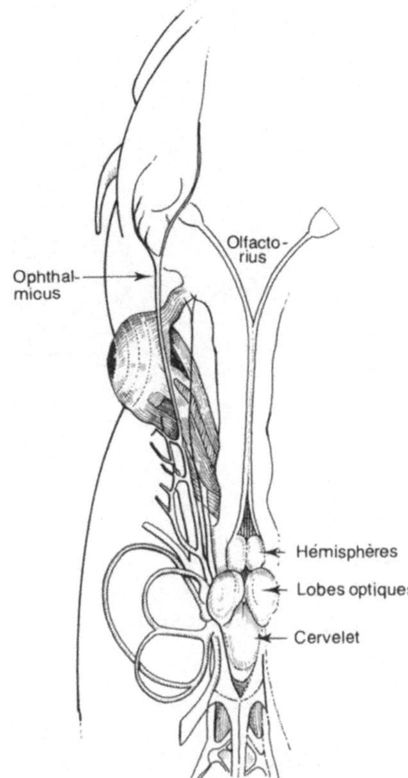

Abb. 7. Graphische Überarbeitung der Figur I in BÜCHNERs Originalarbeit. – Zustand nach Abtragung des Schädeldaches einer Barbe und Darstellung der linken Hälfte des Kopfes in der Ansicht von kranial. In Bildmitte das aus drei „Anschwellungen" bestehende Gehirn (Großhirnhemisphären, Sehhügel, Kleinhirn) und der mächtige Nervus olfactorius. Im Bilde links der Nervus ophthalmicus, kaudal – hinter dem Augapfel – das Gleichgewichtsorgan

NER gesehen wurden. Außer um Fragen des Vergleiches handelt es sich für BÜCHNER darum, die Zahl der Stränge – der Cordons nerveux –, ihren Verlauf zum Gehirn, im Gehirn, die Beziehungen zu den Nervenwurzeln und die Verzweigungen der Nerven selbst klarzustellen. Er gewann seine Ergebnisse nur durch manuelle Präparation. Er muß über ein unvorstellbares Geschick verfügt haben, komplizierte gewebliche Zusammenhänge mechanisch darzustellen. Gewebeschnitte, geschweige denn ganze Schnittreihen, konnte er weder anfertigen noch untersuchen. Das Mikrotom wurde erst 20 Jahre nach seinem Tod erfunden.

BÜCHNERs Arbeit wurde im Sommer 1836 in Druck genommen; der Band, in dem sie erschienen ist, wurde in Paris gedruckt und trägt dem Stil der damaligen Zeit entsprechend die Jahreszahl der dort *zuerst* abgedruckten, nicht von BÜCHNER stammenden Arbeit. Dies macht das Auffinden so schwierig. Mehr noch: BÜCHNERs Abhandlung ist erst posthum 1837 in der Öffentlichkeit erschienen. Wer ihm die Schreibarbeiten geleistet und wer die Graphiken gearbeitet hat, weiß ich nicht.

BÜCHNERs Abhandlung, die ich aus heutiger Sicht beurteile, verdient, was die Mühe, Sorgfalt, literarische Ausrüstung, was die Selbstkritik und die geistige Leistung anbetrifft, volle Anerkennung. Sie wurde von JOHANNES MÜLLER

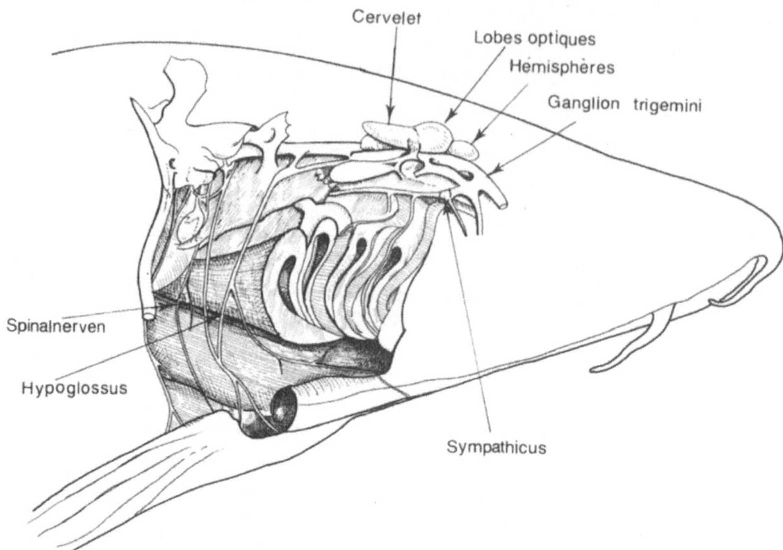

Abb. 8. Nochmalige Darstellung eines, nunmehr in tieferer Schicht präparierten Barbenkopfes (Fig. III BÜCHNERs). Neben der nervalen Versorgung der Kiemenbögen sollte die Grenze zwischen Hirnnerven und Spinalnerven herausgearbeitet werden

	I. TROIS RENFLEMENS CÉRÉBRAUX:	
Hémisphères,	tubercules quadrijumeaux,	cervelet.
	II. TROIS PAIRES DE NERFS CÉRÉBRAUX:	
	a. *Racines supérieures :*	
L'olfactif,	l'optique, le pathétique,	l'acoustique.
	b. *Racines inférieures :*	
L'infundibulum,	le trijumeau :	le vague :
	facial, oculo-moteur, abducteur.	glosso-pharyngien, hypoglosse, accessoire.

Abb. 9. BÜCHNERs – unvollkommener – Versuch, bestimmte Nervengruppen bestimmt-charakterisierbaren Hirnarealen zuzuordnen

(1837) kritisch, von STANNIUS (1849) anerkennend besprochen, sie wurde zuletzt 1934 im Handbuch der vergleichenden Anatomie der Wirbeltiere im Zusammenhang mit der Darstellung des vegetativen Nervensystems mehrfach zitiert (HIRT).

Lassen Sie mich noch einmal auf einige „Interna" der Arbeit zu sprechen kommen: Wirbeltiere mit Seitenlinienorganen besitzen eine Verbindung von Facialis- und Vagus-Ganglien, sogenannte Rami recurrentes. Der aus der Physiologie des Herzens weltbekannte STANNIUS schrieb dann: BÜCHNER gebührt das Verdienst, die Rami recurrentes der Cyprinen nicht nur trefflich beschrieben, sondern auch die ersten Schritte zu einer Deutung derselben getan zu haben! –

BÜCHNER führte in der Partie philosophique aus: Der N. vagus verhält sich zur Brust- und Bauchhöhle wie der Trigeminus zur Nasen- und Mundhöhle. Der

Tableau représentant le rapport entre les renflemens de la moelle cérébrale, les nerfs cérébraux primitifs et les vertèbres craniennes.

A. *Six segmens de la moelle cérébrale.*

1.ᵉʳ Segment.	2.ᵉ Segment.	3.ᵉ Segment.	4.ᵉ Segment.	5.ᵉ Segment.	6.ᵉ Segment.
	Lobes du nerf vague.	Tubercule impair du 4.ᵉ ventricule.	Cervelet.	Lobes optiques.	Hémisphères.

B. *Six paires de nerfs cérébraux primitifs.*

2.ᵉ Degré.	2.ᵉ Degré.	3.ᵉ Degré.	2.ᵉ Degré.	3ᵉ. Degré.	3.ᵉ Degré.
Deux racines réunies :	Deux racines réunies :	Une seule racine, la supérieure; l'inférieure avortée.	Deux racines réunies :	Deux racines séparées :	Une seule racine, la supérieure; l'inférieure avortée.
l'hypoglosse.	le vague.	L'acoustique.	le trijumeau.	a. Racine supérieure = l'optique. b. Racine inférieure = l'oculo-moteur, le pathétique et l'abducteur.	L'olfactif.

C. *Six vertèbres crâniennes.*

1.ʳᵉ Vertèbre.	2.ᵉ Vertèbre.	3.ᵉ Vertèbre.	4.ᵉ Vertèbre.	5.ᵉ Vertèbre.	6.ᵉ Vertèbre.
a. Corps = partie postérieure de la portion basilaire.	a. Corps = partie antérieure de la portion basilaire.	a. Corps = *Os quadratum.*	a. Corps = sphénoïde postérieur.	a. Corps = sphénoïde antérieur.	a. Corps = vomer.
b. Arc = occipitaux latéraux postérieurs.	b. Arc = occipitaux latéraux antérieurs.	b. Arc = partie écailleuse des temporaux Meck. et Boj. (front. post. Cuv.)	b. Arc = les grandes ailes.	b. Arc = les petites ailes.	b. Arc = les ethmoïdaux Meck. (front. antérieur et ethmoïde Cuv.)
c. Apophyse épineuse = os interpariétal Cuv.	c. Apophyse épineuse = occipitaux externes Cuv.	c. Apophyse épineuse = os mastoïdien Cuv.	c. Apophyse épineuse = le pariétal.	c. Apophyse épineuse = le frontal.	c. Apophyse épineuse = le nasal.

Abb. 10. Büchners besser gelungener Versuch, Schädelwirbel mit Hirnnerven und diese mit Hirngewebsarealen zu korrelieren! Kritik bei Löbel (1937)

Vagus ist für die Organe der Atmung und der grobstofflichen Verdauung, was der Trigeminus für die verfeinerte Atmung, den Geruch und die verfeinerte Verdauung, nämlich den Geschmack, ist. Der Trigeminus sei ein Vagus höherer Art. Damit aber nicht genug: Büchner scheut sich nicht, einen sehr weitgezogenen Vergleich zwischen dem Auge als dem animalsten Organ und dem Gehirn mit Schädel zu präsentieren: Die Sklera entspreche der harten Hirnhaut; die Knochenplättchen in der tierischen Sklera entsprächen dem knöchernen Schädel; die Aderhaut sei ein Äquivalent der weichen Hirnhaut, die Netzhaut ein solches des Gehirnes, während Glaskörper und Linse Homologa der Ventrikelflüssigkeit darstellten (Löbel 1937).

Büchner schließt mit dem Satz: La nature est grande et riche, non parcequ'à chaque instant elle crée arbitrairement des organes nouveaux pour de nouvelles fonctions; mais parcequ'elle produit, d'après le plan le plus simple, les formes les plus elevées et les plus pures.

Kehren wir noch einmal zur Chronologie zurück *(Abb.3)*. Wir standen im Sommer 1836. Büchner hatte seine Arbeit durchgeführt, um mit dieser promoviert zu werden, dies war erforderlich, um an der Universität bleiben zu können. Mit dem 1. April 1833 war die Universität Zürich eröffnet worden. Sie sollte eine „freie Burg der Wissenschaft für die gesamte deutsche Nation" sein. Sie war nach deutschem Vorbild eingerichtet worden. Ihr erster gewählter Rektor war Lorenz Oken. Jener stammte aus kleinbäuerlichen Verhältnissen aus Bohlsbach (Offenburg). Er ist der Begründer der Gesellschaft deutscher Naturforscher und Ärzte, er hatte wegen seiner freiheitlichen Gesinnung, seiner ideellen Billigung des Wartburgfestes, seine Professuren zunächst in Jena, dann in München verloren, er war von unglaublichem Arbeitseifer, begabt durch höchstes organisatorisches Geschick, publizistisch unablässig tätig, der Herausgeber ganzer Buchreihen. Seine 13-bändige Naturgeschichte „für alle Stände" (1833–1839) zu lesen oder zu besitzen, ist noch heute ein Vergnügen.

Da sich BÜCHNER mit der Homologisierung eingelassen hatte, – der Schädel sei eine verlängerte und adaptierte Wirbelsäule, das Gehirn ein Spezialfall des Rückenmarkes, die Hirnnerven seien Äquivalente der Spinalnerven –, war es selbstverständlich, daß er Kontakt mit OKEN suchte.

GOETHE und OKEN hatten versucht, die Entwicklung des Schädels und dessen Bau von Wirbeln abzuleiten. Beide kamen auf die Idee durch den zufälligen Fund von auseinandergefallenen Schädeln. GOETHE knüpfte an einen „Schöpsenkopf" im Dünensand des Judenkirchhofs von Venedig an (1790). OKEN faßte den Gedanken auf einer Wanderung durch den Harz, als er den Schädel einer Hirschkuh fand: „Aufgehoben, umgekehrt, angesehen, und es war geschehen!". OKEN veröffentlichte seine „Wirbeltheorie" 1806, während GOETHE 1796, 1817 und 1824 dazu Stellung nahm.

OKEN war nach Zürich als o. Professor für Naturgeschichte, Naturphilosophie und Physiologie des Menschen berufen worden.

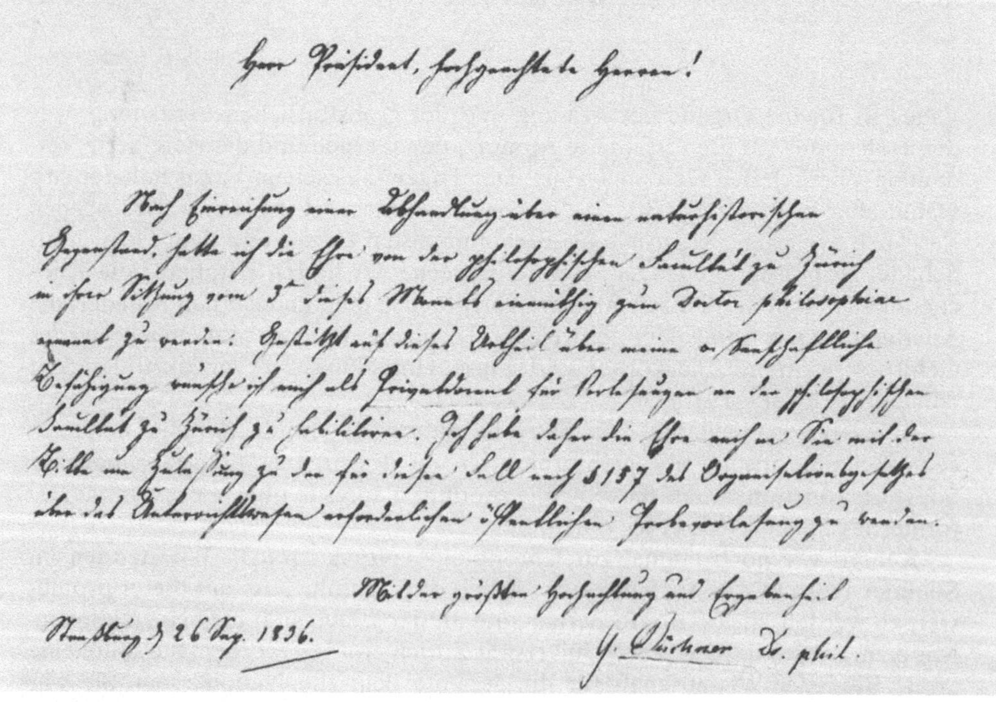

Abb. 11. BÜCHNERS Gesuch um Zulassung zur Habilitation vom 26. September 1836 an der Universität Zürich

Ein Brief BÜCHNERS an OKEN ist offenbar nicht erhalten. Ich habe im Kantonalen Staatsarchiv unter Leitung von Herrn Dr. ULRICH HELFENSTEIN die Akten einsehen dürfen. Die schweizerischen Collegen waren sehr hilfsbereit. Was ich feststellen konnte, war dies: BÜCHNER wurde mit seiner Arbeit über das Nervensystem der Barben in der Sitzung der Philosophischen Fakultät vom 3. September 1836, und zwar aufgrund der Gutachten der Herren DUVERNOY und LAUTH (Straßburg) sowie der Herren OKEN, RUDOLF SCHINZ (Zoologie), CARL LÖWIG (Chemie) und OSWALD HEER (Botanik) in absentia zum Dr. philosophiae promoviert. Dekan und deshalb auch Promotor war der klassische Philologe JOHANN GEORG BAITER.

Herr Privat-Dozent Dr. BALMER vom Institut für Geschichte der Medizin an der Universität Zürich hat mir am 5. November 1986 über alle protokollarischen Einzelheiten berichtet, ich bin ihm und Herrn Dr. HELFENSTEIN zu besonderem Dank verpflichtet.

> Die Promotion BÜCHNERS ist protokollarisch festgehalten; eine Photokopie des Fakultäts-Tagebuches liegt mir vor. Leider konnten die Gutachten DUVERNOY, LAUTH, OKEN, SCHINZ, LÖWIG und HEER nicht nachgewiesen werden. Leider habe ich keine Promotionsurkunde bei den Akten in Zürich gefunden.
> Aber auch sonst ist ja an keiner Stelle der reichhaltigen BÜCHNER-Literatur eine Kopie des Doktor-Diploms aufgetaucht. 150 Jahre sind eine lange Zeit und auch ein OKEN mag die Vorgänge an falscher Stelle deponiert haben.

Was mir aber im Original vorgelegen hatte, war BÜCHNERS Gesuch um Zulassung zur Habilitation vom 26. September 1836 *(Abb. 11)*. BÜCHNER schreibt nicht ohne berechtigten Stolz.

Über die am 5. November 1835 erfolgte *Antrittsvorlesung* sind wir gut unterrichtet. Ich versuche, durch wenige Zitate einen Eindruck zu vermitteln (BERGEMANN 1922; STROHL 1936; VIËTOR 1949). BÜCHNER sprach „Über Schädelnerven". Unter den Hörern befanden sich die Herren OKEN und SCHINZ, LÖWIG und HEER, BAITER und ORELLI[4], BOBRIK[5] und MITTLER[6]; HOTTINGER[7] fehlte. Die Fakultät war ausreichend vertreten, der Erfolg der Vorlesung war vollkommen; der Erziehungsrat war die ernennende Behörde. Ihr Präsident von 1831–1839 war der Zürcher Bürgermeister CONRAD MELCHIOR HIRZEL (1793–1843). Es ging damals alles sehr schnell[8], vom Antrag bis zur Vorlesung und von dieser zur Ernennung dauerte es nur wenige Tage.

In seiner Vorlesung führte G. BÜCHNER aus, daß seinerzeit im Umkreis sogenannter physiologischer und anatomischer Wissenschaften *zwei* entgegengesetzte *Grundansichten* bestünden, – er meinte die verschiedene methodische Hal-

---

[4]   J. C. V. ORELLI, Klassische Philologie.

[5]   E. BOBRIK, Physiologie und Psychologie.

[6]   TH. MITTLER, Allgemeine Geschichte.

[7]   J. J. HOTTINGER, Schweizerische Geschichte.

[8]   Ich zitiere aus dem handschriftlichen Brief des Herrn Privat-Dozenten Dr. BALMER vom 5. November 1986.

tung –, die fast national gebunden seien: In England und Frankreich so etwas wie eine Maschinentheorie, im deutschen Sprachgebiet die teleologische Betrachtungsweise. Besonders an der letzteren übte er Kritik. Die teleologische Methode bewege sich in einem ewigen Zirkel, in dem sie die Wirkungen der Organe als deren Zwecke voraussetze. Hierfür brachte BÜCHNER einfache Beispiele:

> Solle das Auge seine Funktion versehen, müsse die Hornhaut feucht erhalten werden;
> somit sei eine Tränendrüse erforderlich. *oder:*
> Wir haben nicht Hände, damit wir greifen können, sondern wir greifen, weil wir Hände haben. *Mit anderen Worten:*
> Die größtmögliche Zweckmäßigkeit wäre danach das einzige Gesetz der teleologischen Methode.

Dagegen betont BÜCHNER: Die Natur handelt nicht nach Zwecken, sie reibt sich nicht in einer unendlichen Zahl von Zwecken auf, von denen der eine den anderen bedingt; sie ist in allen ihren Äußerungen sich unmittelbar selbst genug. Alles was ist, ist um seiner selbst Willen da. Es liege ein Gesetz der Schönheit, der Harmonie und der Ordnung vor. Die Suche nach diesem Gesetz führe zu den Quellen. Denn das Streben nach Erkenntnis sei gewissermaßen als Selbstzweck zu verstehen!

Diese Haltung BÜCHNERS erinnert an GOETHES Brief an FRIEDRICH ZELTER: Natur und Kunst sind zu groß, um auf Zwecke auszugehen und haben's auch nicht nötig, denn Beziehungen gibt's überall und Bezüge sind das Leben.

Augenzeugen der damaligen BÜCHNERSchen Probevorlesung haben berichtet: Seit den Straßburger Vorträgen habe ein deutlicher Reifungsprozeß stattgehabt. Es sei etwa so gewesen, als ob aus weichem Baumharz leuchtender Bernstein entstanden wäre[9]. – Das unvergänglich Bedeutende an BÜCHNERS Naturbetrachtung ist die Art und Weise, *wie* er die Natur sieht, und unter welchen Leitideen er seine Beobachtungen zusammenfaßt. Die Stellen, auf denen das Auge des Forschers, ermüdet durch eine Unzahl erarbeiteter Tatsachen, mit Wohlgefallen ausruht, seien die Metamorphose der Pflanze aus dem Blatt und die Ableitung des Skelettes aus der Wirbelform. – Derlei steht GOETHE, OKEN dem Franzosen GEOFFROY DE ST. HILAIRE, ja der ganzen naturphilosophischen Schule nahe!

Im Winter 1836/37 hielt BÜCHNER seine einzige und letzte eigenständige Vorlesung „Vergleichende Anatomie der Fische und Amphibien" (von ihm unter dem Titel „Zoologische Demonstrationen" angekündigt). Wir haben zwei Quellen, aus den wir einiges über diese Veranstaltung erfahren können,

> einen ausführlichen Bericht des nachmaligen Kantonalstabsarztes Dr. LÜNING[10] und die
> Erinnerungen des schweizerischen Naturforschers JOHANN JAKOB TSCHUDI (1818–1889).

---

[9]   cf. JEAN STROHL Anmerkung 34.
[10]   cf. FRITZ BERGEMANN (1922) S. 642.

Ich halte mich an LÜNING, denn mir will scheinen, daß sich TSCHUDI, erst als
über 70-jähriger Mann befragt, geirrt haben könnte (HAUSCHILD 1987; REISS
1987). BÜCHNER hatte etwa 20 Hörer gehabt, von denen 5 immer gekommen
seien. Der Vortrag sei nicht gerade glänzend, frei von rhetorischem Schmuck,
aber ungemein anschaulich gewesen. Da die Universität Zürich – gerade 3½
Jahre alt – noch keine Sammlung gehabt hätte, habe BÜCHNER von Stunde auf
Stunde alle Präparate eigenhändig und frisch erstellt. Er habe das gesamte Kopf-
nervensystem der Fische und Batrachier präpariert und durch Befunde belegt.
Das habe einen tiefen Eindruck auf seine Hörer gemacht. BÜCHNER habe sich
bemüht, die Homologie der Schädelknochen mit den oberen Halswirbeln und
der Kopfnerven mit den Spinalnerven klarzustellen. LÜNING erinnerte einen
Kernsatz des Dozenten: Der Trigeminus sei ein Vagus in der höheren Potenz!

So weit, so gut. Der Start in Zürich war gelungen. Daß BÜCHNERs Lebens-
uhr abgelaufen war, wissen Sie. Die unerhörten Anspannungen der Jahre 1835
und 1836, der wissenschaftliche Auftrag und die Fülle der literarischen Arbeiten,
die kümmerlichen materiellen Verhältnisse, das Bewußtsein, die Heimat auf
Jahre hinaus verloren zu haben, – das alles war zu viel. Seine Gesundheit war
unterhöhlt (BACH 1937).

Ich komme zu dem 3. Hauptabschnitt meiner Bemühungen: Ich möchte etwas sagen zur *Wirbeltheorie des Schädels,* zur sogenannten Kraniologie und zum *Homologiebegriff.* Wir untersuchen also einerseits die Bestrebungen, die sozusagen
substantiell in das wissenschaftliche Werk BÜCHNERs hineinreichten, und wir
untersuchen die Theorie seiner Arbeitsweise, welche jenseits aller Fragen nach
„richtig" oder „unrichtig" bleibendes Interesse besitzt und auch heute noch erörtert werden muß.

Zur *Wirbeltheorie des Schädels* hatte ich bereits die mehr zufälligen Befunde
von GOETHE und OKEN und die sich hieran anschließenden gedanklichen Asso-
ziationen genannt. Ohne den genialischen Zug, der das geistsprühende Wesen
OKENs begleitete – man hat allen Ernstes OKEN gelegentlich mit PARACELSUS
verglichen – wäre die Wirbeltheorie schon in den Anfängen steckengeblieben.
Im October 1807 formulierte OKEN, und zwar in seiner Jenaer Antrittsvorlesung
so: „Eine Blase verknöchert; und sie ist ein Wirbelbein. Eine Blase verlängert
sich zu einer Röhre, wird gegliedert, verknöchert; und sie ist eine Wirbelsäule.
Die Röhre gibt nach Gesetzen blinde Seitenkanäle von sich, sie verknöchern;
und es ist ein Rumpfskelet. Dieses Skelett wiederholt sich an beiden Polen, jeder
Pol wiederholt sich an den anderen; und sie sind Kopf und Becken. Das Skelet
ist nur ein aufgewachsenes, verzweigtes, wiederholtes Wirbelbein; und ein Wirbelbein ist der präformierte Keim des Skelets. Der ganze Mensch ist ein Wirbelbein" (STROHL 1936). Man kann dies also die Wirbelmetamorphose des Schädels und nicht nur dieses, sondern des ganzen Skelettes, natürlich auch des Menschen schlechthin nennen. Insoweit ist OKEN der GOETHESCHEN Lehre „alles ist
Wirbel" ganz nahe. Daß beide völlig unabhängig voneinander fanden, dachten,
arbeiteten, ist unzweifelhaft, obwohl sich ihr Verhältnis nach und im Zusammenhang mit den Vorgängen beim Wartburgfest zunehmend distanzierte. 1833
schrieb OKEN in Bd. 4 seiner „Allgemeinen Naturgeschichte" unendlich viel
nüchterner: „Der Schädel zeigt einen ähnlichen Bau wie die Wirbelsäule. Er hat

einen hinteren Kanal zur Aufnahme des Gehirns und einen vorderen, welcher
die Mund- und Nasenhöhle bildet. Die Basis des Schädels zeigt vier hintereinan-
derliegende Knochen, welche ziemlich die Gestalt der Wirbelkörper haben und
in einer Flucht mit denselben liegen". GOETHE (1826) war vorsichtiger, er anerkannte nur 6 Wirbel in der menschlichen Schädelbasis. VIRCHOW (1856) spricht
ganz unbekümmert von „Schädelwirbeln". Eine vollständige Ablehnung der
Wirbeltheorie findet sich bei HUXLEY (1859). Er hat in seiner sorgfältigen Abhandlung „On the Theory of the Vertebrate Skull" die Analogien von GOETHE,
OKEN, BÜCHNER rundheraus ad absurdum geführt, eigentlich aus zwei Gründen: Einmal hatte er neuere und bessere Befunde, – man war 25 Jahre weiter.
Zum anderen hat er die methodische Haltung nicht verstanden, die der homolo-
gisierenden Betrachtung zugrundeliegt.

Um welche Teile des menschlichen Schädels geht es eigentlich? Ich zeige aus
dem Lehrbuch von C. GEGENBAUR die fraglichen Abschnitte – von außen und
von innen *(Abb. 12)*. Die Situation wird besser verständlich, wenn man einen
embryonalen Menschenschädel – 52 mm Scheitel-Steiß-Länge, Wachsplattenmo-
dell, Abhandlung von REINBACH und BERSCH – ansieht *(Abb. 13, Abb. 14)* oder
zur Verfügung hat. Zwei Jahre nach HUXLEY hat VIRCHOW, der Begründer der
naturwissenschaftlichen Pathologie, in seiner Rede „GOETHE als Naturforscher

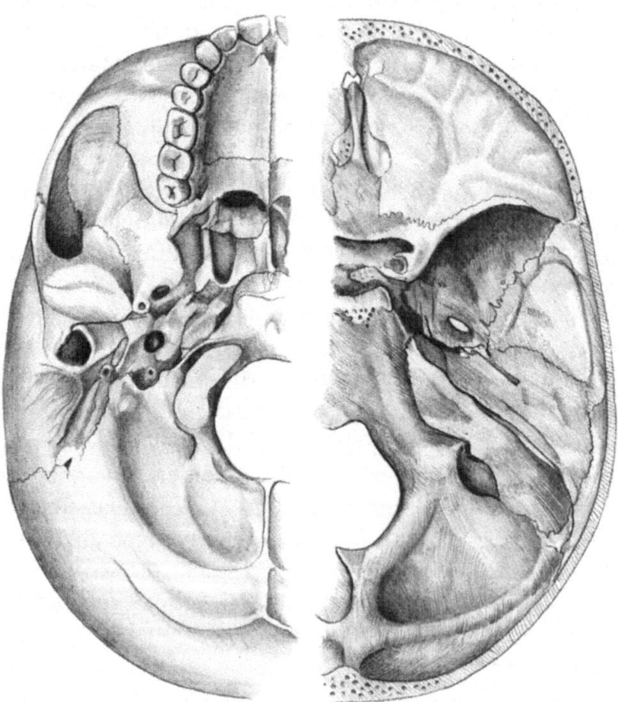

Abb. 12. Menschliche Schädelbasis von innen (rechte Bildhälfte) und von außen (linke Bildhälfte) aus dem klassischen Lehrbuch von C. GEGENBAUR. Darstellung der okzipitalen, d.h. aus
drei Wirbeln entstandenen Schädelbasisabschnitte. „Spondylocranium" im Sinne der Segmenttheorie

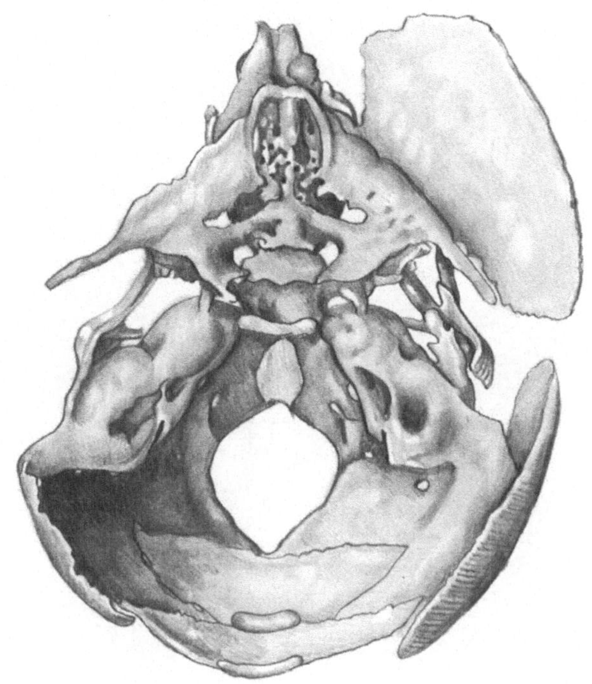

Abb. 13. Embryonaler Menschenschädel, Ansicht von innen; nach BERSCH und REINBACH (Z. Anat. Entwgesch. 132:240, *1970*)

und in besonderer Beziehung auf SCHILLER" (1861) *die geistige Situation,* d. h. die Gedankenführung der Vertreter der Wirbeltheorie *richtig* gesehen und im Rahmen bestimmter Kautelen, auf die ich noch zu sprechen komme, anerkannt. Der berühmte Wiener Anatom J. HYRTL freilich, ein großartiger Handwerker, hat 1871 mit dürren Worten geschrieben: „Die sog. Schädelwirbel ... kommen mir wie Phantasiegebilde vor".

Wie wird die Lage heute beurteilt? Hermann BRAUS – ich nannte eingangs seinen Namen – hat schon 1921 Grund und Gegengrund dargelegt und gezeigt, inwieweit man den menschlichen Schädel als wirbelig ansprechen darf. BRAUS löste die Wirbeltheorie des Schädels durch die *Segmenttheorie* von GEGENBAUR ab. Er unterscheidet einen chordalen und einen prächordalen Abschnitt des Schädels und erläutert, daß das Primordialkranium aus Urschädel (Autokranium) und Wirbelschädel (Spondylokranium) besteht.

Ich muß erklären, was „chordal" heißt. Das Wort bedeutet „auf die Chorda bezogen". Unter Chorda dorsalis versteht man das entwicklungsgeschichtliche Vorläuferorgan der Wirbelsäule. Dieses besteht aus knorpelähnlichem Material, ausgezeichnet durch besondere, blasige Zellen. Bei jedem Menschen bleiben Reste der Chorda in den Zwischenwirbelscheiben erhalten. Ausnahmsweise kann Chordagewebe auch in der knöchernen Schädelbasis auftreten. Es kann dort einen eigenen Krankheitswert gewinnen („Chordome").

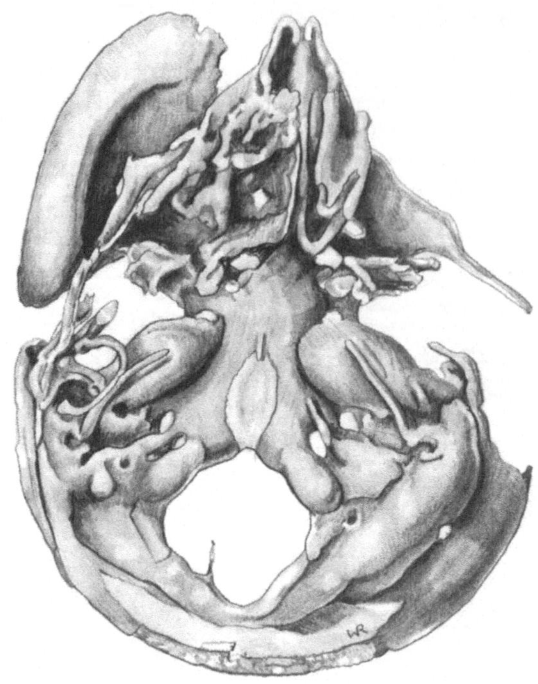

Abb. 14. Embryonaler Menschen-
schädel, Ansicht von außen; nach
BERSCH und REINBACH (Z. Anat.
Entwgesch. 132:240, *1970*)

Der Urschädel umfaßt den prächordalen Abschnitt ganz und den chordalen zum
großen Teil. Bei den meisten Wirbeltieren kommt zu seinem hinteren Ende „ein
Zuwachs an Material hinzu", das ursprünglich zur Wirbelsäule gehört hatte.
„Hier entsteht also wirklich ein Stück des Schädels aus Wirbeln" und für dieses
Stück hat die Wirbeltheorie recht. „Nur war sie dafür nicht gedacht" (BRAUS
1921). Beim Menschen sind durch die zugehörigen Nerven die drei letzten Wirbel nachweisbar, die in den hinteren Teil des Schädels aufgenommen sind. Weitere Abgliedergungen kommen als individuelle Variationen vor.

VERSLUYS (1927) – in Holland –, ein hervorragender Kenner der Schädel-
entwicklung, drückte das ganze so aus: Man kann am Neurokranium zwei
Teile unterscheiden:
1. Das Paläokranium, das kaudal mit einer Labyrinthkapsel abschließt, und
2. das Neokranium, d.h. die später in den Schädel aufgenommenen Wirbel,
welche die Regio occipitalis bilden.
Bei Selachiern (Knorpelfischen) unterscheidet VERSLUYS ein proto- und ein
auximetameres Neokranium mit insgesamt bis 9 Wirbeln!
Eine umfassende Darstellung aller Probleme findet sich bei VEIT (1947), die
neueste bei DIETRICH STARCK (1979).

Die beiden folgenden Abbildungen sollen einen ungefähren Begriff von der
Schwierigkeit des Gegenstandes vermitteln *(Abb. 15).* Wie Sie sehen, ist die
Grenzziehung am primitiven Wirbeltierkopf in Richtung Wirbelsäule offen (va-
riabel). Der Urkopf *(das Paläokranium)* schließt mit dem Austritt der Nerven der

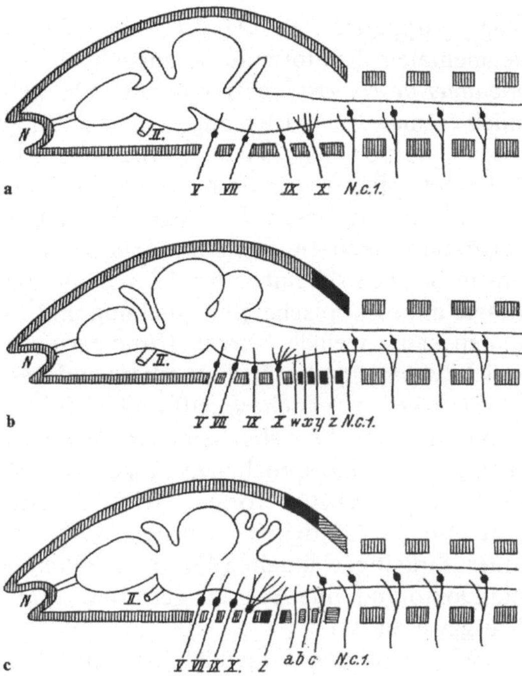

Abb. 15. Schema der Organisation des in statu nascendi begriffenen Wirbeltierkopfes. *a.* sog.
Paläocranium; *b.* protometameres Neocranium; *c.* auximetameres Neocranium. Nach den Ergebnissen der Arbeiten der älteren Heidelberger Schule (FÜRBRINGER 1897; BRAUS 1921), – im
ganzen nach DIETRICH STARCK (Frankfurt/Main; 1979). Schwarz und horizontal schraffiert
sind die an das Paläocranium assimilierten Rumpfsegemente. – N = Nase; II-IX = Hirnnerven; w, x, y, z = „occipitospinale Nerven"; a, b, c = „spinooccipitale Nerven"; N.c.1. = erster
Spinalnerv

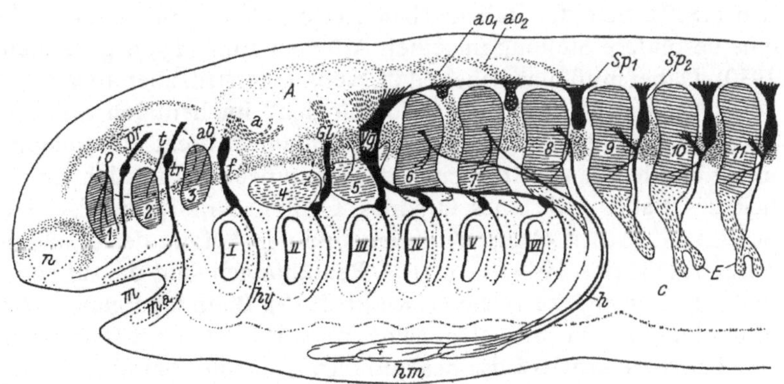

Abb. 16. Ableitung des Wirbeltierkopfes von einem Segmentschema nach GOODRICH (aus
STARCK 1979 S. 129). 1–11 = sog. Somite; davon 1–3 prae-otisch; 4–11 met-otisch. Einzelheiten
müssen bei E. S. GOODRICH (Vertebrata craniata. London: ADAM and BLACK 1909) nachgese-
hen werden. – Alles in allem: Die Grenzziehung zwischen Wirbeltierkopf und Wirbelsäule ist in
erdgeschichtlichen Zeiten offen

Vagusgruppe (IX, X, XI), d. h. hinter der Ohrregion ab. Durch Aufnahme von segmentalem Rumpfmaterial entsteht die Occipitalregion. Sie ist für das *proto-metamerale Neocranium* hinlänglich charakteristisch. Bei den Amnioten werden noch einmal drei Wirbel zugeschlagen. So entsteht ein *auximetamerales Neocranium*. Die Schwierigkeit der Ableitungen besteht darin, daß man occipito-spinale und spino-occipitale Nerven nicht immer genau unterscheiden kann. Auch scheint mir die Frage der Homologie dieser Nervengruppen derzeit offen. Ich zeige dann noch ein *modernes Schema* der Ableitung des Wirbeltierkopfes von einem Segmentschema *(Abb. 16)*. Es soll klarmachen, daß man nur durch sorgfältige mikroskopische Untersuchung und Rekonstruktion durch Plattenmodelle klären kann, welche Nerven *Hirnnerven,* welche *branchiale* (d. h. Kiemen) und welche *spinale* (d. h. für die Leibeswand bestimmte) *Nerven* darstellen.

Sie werden verstehen, daß derlei GEORG BÜCHNER technisch zu erarbeiten unmöglich war. Wer aber seine Arbeit genau gelesen hat, weiß, daß er den Komplex der hier angesprochenen Fragen geahnt hatte. Die von ihm unabhängig von GOETHE und OKEN erörterte Wirbeltheorie des Schädels ist zwar in ihrem ursprünglichen Gültigkeitsanspruch überwunden, aber dennoch – wenn auch in einer stark abgewandelten Form – erhalten geblieben. Bedenken Sie, wann hat je ein Doktorand eine Aussage getroffen, deren heuristischer Wert so außerordentlich gewesen ist?

Wir haben uns schließlich noch mit dem *Homologiebegriff* zu befassen, den GEORG BÜCHNER, wenn er sich auch einer anderen Terminologie bediente, ausgiebig verwendete. Im Sinne des allgemeinen Sprachgebrauchs bedeutet „homolog" so viel wie „gleichlautend", „gleichnamig". Homolog gilt als Bezeichnung für das, was gleiche Beziehungen hat. Homologe Punkte sind solche, die bei der Kongruenz geometrischer Figuren aufeinander fallen. Wir unterscheiden Glieder einer Proportion, homologe Reihen in der Chemie und vieles andere. In *meinem* Fache geht der Homologiebegriff auf OWEN (1848) zurück, sein Begriffsinhalt ist aber sehr viel älter. Durch die rein „gegenständliche Betrachtung" der Natur ist GOETHE zum eigentlichen Begründer der Homologieforschung geworden (1817). Seit der italienischen Reise (1786–1788) nehmen die Homologien eine besondere Stellung in seinen Arbeiten zum „Typusgedanken" ein (ZIEHEN 1930). Dabei muß man sehen, daß, wenn GOETHE, aber auch GEORG BÜCHNER, von „Analogien" sprachen, „Homologien" im heutigen Sinne gemeint waren. *Daneben* kannte GOETHE *Ana*-logien, nämlich nicht auf gemeinsamer Abstammung beruhende Ähnlichkeiten der Leistungen bei fundamentaler Verschiedenheit des Baues z. B. eines Organes. GOETHES morphologische Forschung und SCHILLERS ästhetische Spekulation sind der Anfang der typologischen Betrachtungsart (VIËTOR 1949). GOETHES Bemühungen sind darauf gerichtet, die „Idee in der Erfahrung" zu suchen (DOERR 1979). Beim Übergang von Erfahrung zum Urteil lauern dem Menschen seine inneren Feinde auf (SCHIPPERGES 1982).

GOETHES Arbeitsweise bestand darin, morphologische Grundzüge herauszuarbeiten, und zwar derart, daß ein ideelles Schema entsteht. In der vergleichenden Anatomie der zweiten Hälfte des 18. sc hatte man „alle Tiere mit jedem und jedes Tier mit allen verglichen". Dadurch war jede Verständigung unmöglich gemacht. Deshalb machte GOETHE den Vorschlag zu einem „anatomischen Typus", zu einem allgemeinen Bilde nämlich, worin die „Gestalten sämtlicher Tiere enthalten" wären und „wornach man jedes Tier in einer gewissen Ordnung beschriebe" (1820). Dieser Idealtypus kommt so und in der Wirklichkeit nicht vor. Was GOETHE Typus nennt, ist in keiner einzigen Pflanze und keinem einzigen Tier vollkommen verwirklicht. Kein organisches Wesen ist ganz der Idee, die zugrundeliegt, entsprechend, hinter jedem steckt eine höhere Idee (VIËTOR 1949b). Die Grundfrage, die jeder Naturwissenschaftler an sich gerichtet fühlt, ist die, die GOETHE in die Formulierung brachte, wie *Sukzessives ein Simultanes* sein könne. Es geht dabei nicht um die Klärung von Vorgängen im Sinne technisch arbeitender Naturwissenschaft, sondern um die „Einsicht" in einen größeren Zusammenhang. Der GOETHEsche Typus bedeutet eine geistig geschaute Vielheit. Erst deren Gesamtheit umfaßt alle möglichen Formbildungen. Danach ist der GOETHEsche Typus wie auch der von GEORG BÜCHNER reell in der Mannigfaltigkeit der Erscheinungen verwandter Formen, virtuell in der sich je nach den Umständen verschieden präsentierenden Potenz der Matrix faßbar (LUBOSCH 1919, 1922, 1930).

Ganz unabhängig von diesen Entwicklungsgängen einer wissenschaftlichen Morphologie wurden in Paris bestimmte Parallelerscheinungen beobachtet. GEOFFROY DE ST. HILAIRE hatte 1818 durch seine Philosophie anatomique den Urtyp aller tierischen Organisationen, und zwar durch ein Système d'analogies – das sind eben unsere Homologien – herausgearbeitet. Er stieß auf den Widerspruch von GEORGES CUVIER. Beide waren Mitglied der Académie francaise. Am 15. Februar 1830 begann der sogenannte *Akademiestreit,* der sich bis zum October hinzog. Tatsächlich bekam CUVIER, der ein gediegener Sammler, Empiriker und Analytiker war, recht. CUVIER reihte Befund an Befund, hatte aber keine „übergreifende" Methode, welche geeignet gewesen wäre, die gestaltlichen Zusammenhänge aufzuzeigen. CUVIER starb 1832. Auf die Länge der Zeit gesehen hat sich aber GEOFFROY DE ST. HILAIRE durchgesetzt.

Für uns bemerkenswert sind vier Dinge: (1). CUVIER stammte aus Montbéliard (Mömpelgard) und war daher württembergischer Untertaner, aber ein führender Professor in Paris. (2.) GEORGES DUVERNOY, der Doktorvater BÜCHNERS, war Schüler von CUVIER und wurde dessen Nachfolger. (3.) GOETHE stand ganz auf der Seite von Geoffroy, verfolgte, so gut er das vermochte, den Akademiestreit (BIEDERMANN 1910). (4.) BÜCHNER, der sich als Schüler von DUVERNOY auf der Seite von CUVIER – von Gott und Rechts wegen zu halten gehabt hätte –, ging seinen *eigenen* Weg: Er fand *seine* Methode der Analogien (wir würden von Homologien sprechen) wie GOETHE und damit wie der große Gegenspieler in Paris Etienne GEOFFROY DE ST. HILAIRE!!

Ich glaubte, Ihnen diesen interessanten Sachverhalt nicht verschweigen zu dürfen, ist er doch ein Indiz für die geistige Reife unseres BÜCHNER, für seine Überzeugungstreue und Redlichkeit.

Sie werden vielleicht fragen, ob wir uns auch heute noch des Homologieprinzips bedienen. Ich kann nur antworten: Nicht jeder kennt sich aus; vielfach begegnet man den Folgen „autistisch-undisziplinierten Denkens". Aber wer sich ernstlich darum bemüht, dem erwachsen faszinierende Erkenntnisse, freilich bei angemessener Selbstkontrolle. Jene entsteht aus den Prinzipien der mathematischen Logik, ich denke an das sogenannte plausible Schließen von GEORG POLYA (1963). Wer sich für weitergehende Fragen der vergleichenden Anatomie interessiert, den verweise ich auf NAEF (1919, 1931, a, b) und besonders auf STARCK (1978; Lit. bei DOERR 1979).

Bitte erlauben Sie, daß ich noch einmal zur Wende des 18. auf das 19. sc. zurückkehre. Ich möchte Ihnen wie durch ein *Argumentum e contrario* zeigen, was eben zu keiner Zeit als Homologie hatte verstanden werden dürfen, was wissenschaftlich niemals ernstgenommen werden konnte und doch einen indirekten Einfluß auf den Gewinn neuer Erkenntnisse hatte. Ich meine die *Phrenologie* von GALL.

FRANZ JOSEPH GALL (1758–1828) aus Tiefenbrunn bei Pforzheim entwikkelte in Wien und Paris eine Schädellehre, die Aufsehen erregte. GALL machte faseranatomische Präparate vom Rückenmark hinauf bis zum Gehirn. Er konnte für bestimmte Faserzüge wahrscheinlichmachen, daß sie bis zur Großhirnrinde aufsteigen.

Er erkannte, daß die Großhirnrinde nicht nur „Hülle" bedeutet, sondern „graue Substanz", und daß diese die Matrix nervorum ist. GALL biologisierte einen bis dahin den Philosophen vorbehaltenen Bereich, nämlich den

> der Psychologie,
> der Verhaltenslehre,
> der Soziabilität des Menschen,
> der Geisteskrankheiten.

Nach GALL waren Geisteskrankheiten Gehirnkrankheiten. Das war im Jahre 1807 einigermaßen neu. Er entwickelte eine Kriminalpsychologie, entdeckte die Kreuzung der Pyramidenbahnen und unterschied 27 geistig-seelische Auffälligkeiten der Menschen, die man durch Abtasten der Köpfe erkennen könnte. Es kam zu einer Kommerzialisierung der Kranioskopie. Die Niveauunterschiede der Schädeldecke wurden auf Besonderheiten der Hirnsubstanz bezogen. Worin diese bestehen könnten, blieb ungewiß. GALL traf auf mehrfachen Widerspruch. In Heidelberg fand ein öffentliches Streitgespräch mit dem Anatomen FIDELIS ACKERMANN statt (HOEPKE 1985), jeder der Kontrahenten glaubte, gesiegt zu haben. GALL hatte keine wissenschaftlich ernstzunehmende Methode; seine Arbeiten am Schädel-Hirn-System entbehren des eigentlichen „anatomischen Gedankens" (DOERR 1985).

Kehren wir zu unserem BÜCHNER zurück. Drei Begabungen machen die Besonderheiten dieses Frühverstorbenen aus

> die des Demokraten aus socialer Verantwortung,
> die des Dichters und Dramatikers,
> die des ernsten und kritischen Wissenschaftlers.

Er war kein Arzt. Eine ärztliche Prüfung hat er nie abgelegt. Er war ein Anatom aus Leidenschaft, ein der vergleichenden morphologischen Arbeit mit aller Innigkeit des Herzens und Verstandes zutiefst verpflichteter Forscher. Daß die von ihm erhobenen Befunde heute einer anderen Deutung zugänglich sind, erklärt sich aus den technischen Bedingungen, unter denen vor 150 Jahren hatte gearbeitet werden müssen. Was mir an BÜCHNERS Arbeit als Naturforscher den größten Eindruck

neben dem unendlichen Fleiß,
der unbeugsamen Geduld,
dem höchst ungewöhnlichen manuellen Geschick als Präparator

gemacht hat, ist die Klarheit seiner Gedankenführung, die geistige Leistung der Beweisführung, die natürliche Bescheidenheit. Es gibt eine zarte Empirie, die sich mit dem Gegenstand innigst identisch macht und dadurch zur eigentlichen Theorie wird (SCHIPPERGES 1983). Dieses GOETHE-Wort[11] scheint mir den Naturforscher BÜCHNER am besten zu charakterisieren, denn sein dem anatomischen Auftrag verpflichtetes Arbeitsleben hatte eine große Ausstrahlung, eine „theoria", die noch heute wirksam ist.

Literatur

Bach R (1937) Georg Büchner zu seinem hundertsten Todestage 19. Februar 1937. Frankfurter Zeitung 19. Februar

Bergemann F (1922) Georg Büchners sämtliche Werke und Briefe. Inselverlag, Leipzig

Bersch W, Reinbach W (1970) Das Primordialcranium eines menschlichen Embryo von 52 mm Scheitel-Steiß-Länge. Z Anat Entw Gesch 132:240

Biedermann Fv (1910) Goethes Gespräche. Gesamtausgabe. F. W. v. Biedermann, Leipzig, Bd. 4 S. 267

Bischoff B, Dedner B, Hauschild JC, Hollmer H, Maruhn J, Meier A, Mellwig E, Oettermann St (1985) Katalog Georg Büchner: Leben, Werk, Zeit. Bearbeitet von Thomas Michael Mayer: Jonas, Marburg

Büchner A (1963) Die Familie Büchner. Georg Büchners Vorfahren, Eltern und Geschwister. Hess. Beiträge zur Deutschen Literatur. E. Roether, Darmstadt

Büchner Gg (1958) Über Schädelnerven. Probevorlesung Zürich 1836. In: Werke und Briefe. Inselverlag, Wiesbaden, S. 349

Braus H (1921) Anatomie des Menschen. Bd. I. Bewegungsapparat. Julius Springer, Berlin, S. 659ff.

Doerr W (1977) Die natürliche Ungleichheit der Menschen. In: E. Born: 150 Jahre Darmstädter Realanstalten. Darmstädter Schriften 40. v. Liebig-Verlag, Darmstadt, S. 46–93

Doerr W (1979) Homologiebegriff und pathologische Anatomie. Virchows Archiv, A, 383:5

Doerr W (1985) Der anatomische Gedanke und die Heidelberger Medizin. In: Semper Apertus. Springer, Berlin-Heidelberg-New York-Tokyo, Bd. IV S. 92–125

Gegenbaur C (1892) Lehrbuch der Anatomie des Menschen. Wilhelm Engelmann, Leipzig, 5. Auflage Bd. I, S. 247 und 249

Geoffroy-Saint Hilaire E (1818) Philosophie Anatomique. Mequignon-Marvis, Paris, (518 Seiten, 10 Tafeln)

Goethe JW (1820) Zur Naturwissenschaft überhaupt, besonders zur Morphologie. Cotta, Stuttgart und Tübingen, Bd. I (1817) Bd. II

Goethe JW (1824) Das Schädelgerüst aus sechs Wirbelknochen auferbaut; zur Naturwissenschaft überhaupt, besonders zur Morphologie II, 2

Goethe JW Von den Vorteilen der vergleichenden Anatomie und von den Hindernissen, die ihr entgegenstehen. Schriften zur Naturwissenschaft. Jubiläumsausgabe Cotta (o. J.), Stuttgart und Berlin, Bd. 39

Goethe JW Zur Natur- und Wissenschaftslehre 1781/82. Jubiläumsausgabe Cotta (o. J.), Stuttgart und Berlin, Bd. 39 S. 5

Gsell O (1983) Hundert Jahre innere Medizin. medwelt 34:428–433 und 462–465

---

[11] Zitiert nach SCHIPPERGES „Paracelsus", 1983.

Hauschild J Chr (1985) Georg Büchner, Studien und neue Quellen. Athenäum, Königstein i. Ts.

Henkelmann Th (1976) Der Arzt und Dichter Georg Büchner. I D med Heidelberg

Herbart JF (1833) Immanuel Kants Anthropologie in pragmatischer Hinsicht. J. Müller, Leipzig, 4. Ausgabe

Herzog W (1963) Zum 150. Geburtstag von Georg Büchner. Ärztliche Mitteilungen 60:2179–2185

Hirt A (1934) Die vergleichende Anatomie des sympathischen Nervensystems. Hand vgl Anat d Wirbeltiere Urban und Schwarzenberg, Berlin und Wien, 1. Hälfte S. 685

Hoepke H (1978) Aus der Geschichte der Heidelberger Anatomie. Ruperto-Carola 61:23

Hoepke H (1985) Die Heidelberger Anatomie in der ersten Hälfte des 19. Jahrhunderts. In: Semper Apertus Springer, Berlin-Heidelberg-New York-Tokyo, Bd. II S. 145–157

Huxley ThH (1859) On the theory of the vertebrate skull. Proc Roy Soc London Vol 9 p 381–457

Hyrtl J (1871) Handbuch der topographischen Anatomie W. Braumüller, Wien, Bd. I S. 21

Johann E (1958/1975) Georg Büchner in Selbstzeugnissen und Bilddokumenten. Rowohlt, Hamburg

Löbel F (1938) Eine vergleichend-anatomische Arbeit des Dichters Georg Büchner. S'ber. Ges. Naturforschender Freunde zu Berlin Jahrgang 1937. R. Friedländer und Sohn, Berlin, S. 115–121

Lubosch W (1919) Was verdankt die vergleichend-anatomische Wissenschaft den Arbeiten Goethes? Jahrbuch der Goethegesellschaft 6:157

Lubosch W (1922) Durchschnittsanatomie und Individualanatomie. G. Fischer, Jena

Lubosch W (1931) Geschichte der vergleichenden Anatomie. Handbuch vergleichende Anatomie der Wirbeltiere Urban und Schwarzenberg, Berlin und Wien, Bd. 1 S. 3

Martens Wg (1965) Georg Büchner. Wissenschaftliche Buchgesellschaft, Darmstadt (26 Beiträge)

Mayer H (1987) Der unerklärbare Georg Büchner. Neue Zürcher Zeitung 14./15. Februar

Müller J (1843) Bericht in Müllers Archiv S. 268–269

Naef A (1919) Idealistische Morphologie und Phylogenetik. G. Fischer, Jena

Naef A (1931a) Phylogenie der Tiere. Handbuch der Vererbungswissenschaft von E. Baur und M. Hartmann. Gebr. Bornträger, Berlin, Bd. III S. 1–200

Naef A (1931b) Allgemeine Morphologie. I. Die Gestalt als Begriff und Idee. In: Bolk, Göppert, Kallius, Lubosch: „Handbuch der vergleichenden Anatomie der Wirbeltiere", Urban und Schwarzenberg, Berlin und Wien, Bd. I S. 77

Oken L (1833) Allgemeine Naturgeschichte für alle Stände. C. Hoffmann, Stuttgart, Bd. 4 Teil 1 S. 28

Owen R (1848) On the archetype and homologies of the vertebrate skeleton. Rep. 16th Meet. Brit. Ass. Adv. Sc., London

Polya G (1963) Mathematik und plausibles Schließen. Birkhäuser, Basel und Stuttgart

Reiß KP (1987) Georg Büchner und seine Renaissancen. Darmstädter Echo 10. Januar

Schipperges H (1982) Zum Topos von „ratio et experimentum" in der älteren Wissenschaftsgeschichte. Fachprosa-Studien S. 25. Erich Schmidt-Verlag

Schipperges H (1983) Paracelsus. Das Abenteuer einer sokratischen Existenz. Aurum, Freiburg i. Br.

Schipperges H (1987) Heilkunst an der Grenze von Leib und Seele. München med Wschr 128:687

Schomerus HG (1965) Gesundheit und Krankheit der Person in der Medizinischen Anthropologie Johann Christian August Heinroths. I D med Heidelberg

Starck D (1978) Vergleichende Anatomie der Wirbeltiere auf evolutionsbiologischer Grundlage Springer, Berlin-Heidelberg, New York, Bd. I

Starck D (1979) Vergleichende Anatomie der Wirbeltiere Springer, Berlin-Heidelberg-New York, Bd. II S. 128ff.

Strohl J (1936) Lorenz Oken und Georg Büchner, zwei Gestalten aus der Übergangszeit von Naturphilosophie zur Naturwissenschaft. Verlag der Corona, Zürich

Veit O (1947) Über das Problem Wirbeltierkopf. Thomas-Verlag, Kempen (Niederrhein)

Versluys J (1971) Das Skelett. In: I. E. W. Ihle, P. N. van Kampen, H. F. Nierstrasz, J. Versluys: Vergleichende Anatomie der Wirbeltiere. J. Springer 1927, Berlin, S. 231 (Reprint)
Viëtor K (1928) Georg Büchner in Gießen. Nachrichten der Gießener Hochschulgesellschaft. Alfred Töpelmann, Gießen, Bd. 6 S. 27
Viëtor K (1949a) Georg Büchner. Politik, Dichtung, Wissenschaft. A. Francke AG, Bern
Viëtor K (1949b) Goethe. Dichtung, Wissenschaft, Weltbild. A. Francke AG, Bern
Virchow R (1856) Gesammelte Abhandlungen zur wissenschaftlichen Medizin. Meidinger, Frankfurt/Main, S. 973
Virchow R (1861) Goethe als Naturforscher und in besonderer Beziehung auf Schiller. Hirschwald, Berlin
Zabeltitz Max Zobel v (1915) Georg Büchner, sein Leben und sein Schaffen. In: B. Litzmann: Bonner Forschungen G. Grote, Berlin, Bd. VIII
Ziehen Th (1930) Goethes naturphilosophische Anschauungen. In: Johannes Walther: Goethe als Seher und Erforscher der Natur. Leopoldina Halle S. 35

Ärztliche Ethik, aus der Sicht des Pathologen

Wilhelm Doerr[*]

Es war ein Wunsch aus dem Kreis der Collegen, heute und hier zu sprechen. Es geht um die ärztliche Ethik, und zwar um eine solche mit Bezug auf den technischen Fortschritt. Ich spreche als Pathologe der älteren Schule, der manches gesehen und einiges bedacht hat. Pathologen sind Ärzte mit besonderem Auftrag. Ihr Zugang zu den aktuellen Fragen sogenannter Ethik hat zwei spezifische Stenosen zu überwinden. Diese hängen damit zusammen, daß, ist der Pathologe als Obduzent und Gutachter aufgerufen, Fragen von „Recht und Ethik" im Mittelpunkt stehen, und daß selbstverständlich auch, sind wir Pathologen „Naturforscher", Beziehungen zur Biologie existieren. Dann erscheint uns die ärztliche Ethik als *„Bio-Ethik"*. Sie wissen, daß ich in meiner aktiven Zeit als Institutsleiter mit den Störungen des Lebens, Krankheit und Tod, aber auch mit dem Versuch der experimentellen Kontrolle, der Reproduktion und Simulation pathischer Erscheinungen konfrontiert war. Sie dürfen von mir nicht erwarten, daß ich alle Fragen anspreche, die *Sie* bewegen. Ich werde immer ein klein wenig mehr im Grundsätzlichen bleiben, als es Ihnen lieb ist. Aber ich lasse mich von dem tausendjährigen Auftrag leiten

„Medici sumus, homines simus"
(Ärzte sind wir, laßt uns auch Menschen sein!)

Geben Sie mir die Freiheit, folgendermaßen vorzugehen:

1. Ich möchte den Versuch wagen zu charakterisieren, was als Ethik verstanden werden kann.
2. Ich möchte einige gezielte Bemerkungen machen zur ärztlichen Ethik schlechthin.
3. Ich möchte über anthropologische Merkmale und
4. deren philosophische Verankerung berichten.

Ich möchte aber nicht in die moderne Apparate-Medizin, die Besonderheiten der Intensivpflege und deren Grenzen eindringen, weil die hiermit zusammenhängenden Fragen von den anderen Referenten im Fortgang des Semesters erörtert werden.

Wer die Frage bewegt, ob es eine besondere ärztliche Ethik gibt und wie deren Beziehungen zur sogenannten Bio-Ethik beschaffen sind, sollte sich an folgende Prämissen erinnern:

---

* Öffentliche Vorlesung für Hörer aller Fakultäten, gehalten am 30. October 1986 in Heidelberg.

Wir haben bei RUDOLF VIRCHOW, dem „Erzvater Jakob" aller Pathologen gelernt,

1. daß wir getragen werden von dem Glauben an den Fortschritt in der Erkenntnis der Wahrheit;
2. daß die Lehre von der Moral als einer empirischen Wissenschaft nach *den* Regeln entwickelt werden soll, die die allgemeine Naturwissenschaft konstituiert hat.

Wir haben aber auch bei FRIEDRICH NIETZSCHE gelernt, daß der Fortschritt „ein Bündnis mit der Barbarei" geschlossen habe. Dennoch bleiben wir bei dem Weg der Grundlagenforschung. LUDWIG V. BERTALANFFY, der Mitbegründer der Theoretischen Biologie, hatte schon 1970 *drei Schwierigkeiten* markiert, die man sehen muß, wenn man den „Wandel der Ethik" begreifen will:

1. Es wäre unsinnig, eine erfolgreiche Entwicklung sogenannter Naturwissenschaften allein darum abzubrechen, weil es Bedenken an ihrem endgültigen Erfolg gibt.
2. Das konventionelle Vorgehen in der wissenschaftlichen Forschung besteht in der Verfolgung linearer Kausalketten. Dieses wird undurchführbar, wenn es um die Wechselwirkung zahlreicher Variabler geht.
3. Wenn es ständig nicht gelingen sollte, das „Spezifisch-Menschliche" durch das, was man humanistische Psychologie nennen kann, sichtbar werden zu lassen *und* zu erhalten, dann – freilich erst dann – hätte NIETZSCHE recht: Die moderne Menschheit stünde im Begriffe, ihr „gottgegebenes Eigengut" für das „Linsengericht einer Scheinzivilisation" zu opfern.

Die naturwissenschaftliche Methode des „Erklärens" ist etwas anderes als der Erkenntnisweg des „Verstehens" (BISCHOF 1970). Naturereignisse „erklären" wir, geistig-seelische Vorgänge „verstehen" wir (DILTHEY 1973). Nicht alles, was mit Naturwissenschaften zu tun hat, ist Biologie. „Bios" ist ein „Zauberwort", das vielen Bereichen und Begriffen wie ein „Puppenkopf" aufgesetzt wird (F. G. JÜNGER 1969). Die Entwicklung der Begriffsinhalte des Wortes Biologie ist ein Symptom für die Instrumentalisierung des Wissens, das die Arbeitsmethoden bestimmt. „Die Zahl ist das Wesen der Dinge" (ERNST JÜNGER 1974). Jedoch, mathematischer Scharfsinn ist – jedenfalls immer wieder einmal – mit intellektueller Blindheit geschlagen (F. G. JÜNGER 1969). *Ich verstehe im folgenden „Biologie" im Sinne von JAKOB V. UEXKÜLL* (1913, 1940) *und ADOLF PORTMANN* (1961, 1970, 1974): Biologie beschäftigt sich mit der Einordnung eines vergänglichen Einzellebens in die Lebensform der ganzen Art. Biologie ist „Bedeutungslehre", sie sucht die Gesetzmäßigkeiten sogenannter Bedeutungsbeziehungen.

Wer die aktuelle Entwicklung auf dem Gebiet der experimentellen *Erbforschung* zu beobachten Gelegenheit hatte, wird einigen literarischen Erzeugnissen begegnet sein, die ihn erschreckt haben. Man liest bei UTKE „Der Bioschock" (1980): Der Mensch sei von Natur aus neugierig. Dafür werde er bestraft. Der Sündenfall der Physiker gleiche dem Biß in die verbotene Frucht. Die erfolgreiche Klonierung der Maus sei die Vorstufe zu ähnlichen Arbeiten am Menschen; eine Gruppe geklonter Menschen gleiche einer Ansammlung unsterblicher Puppen, – gleichsam entstanden aus ein- und derselben Gußform; aus Retortenbabies würden Retortenmenschen und aus diesen „Bionauten", – wie der eigenartige Terminus lautet.

Schließlich verfüge man über Baby-Fabriken, Chimären aus Mensch, Tier und Pflanze könnten als Roboter eingesetzt werden, da das menschliche Gehirn ein „Organ auf Zukunft", seine Leistungspotenz größer als seine Leistungsentfaltung sei, könnte man von einem extracorporal arbeitenden Gehirn die Erschließung besonderer Denkhorizonte erwarten!

Immerhin meinte HJ. STAUDINGER (Freiburg, 1982), daß die durch Gentechnologie in Gang gebrachten Lebewesen Eigenschaften besitzen, die wir uns derzeit nicht vollständig vorstellen könnten. Seien derlei Geschöpfe erst einmal entstanden, würde sie so leicht kein menschliches Können zurückrufen. Ein einziger geglückter Versuch, das menschliche Genom zu manipulieren, sei ein Schritt weiter, das Antlitz des Menschen zu zerstören. Dennoch, – niemand könne sagen, ob nicht auch das Unterlassen der gentechnologischen Arbeiten schädigende Folgen für die Zukunft des Menschen habe.

Sie kennen vielleicht den „WARNOCK-Bericht" und alle vergleichbaren Mitteilungen, die Monat für Monat nicht nur in unseren ärztlichen Zeitschriften, sondern auch in der Presse (für den gebildeten Laien) referiert werden. Der Report von MARY WARNOCK in Oxford ist vielleicht am ausführlichsten erörtert worden (HANS BERNHARD WUERMELING, FAZ, 1. November 1984). Ich gebe einige Stichworte:

In vitro-Fertilisation, also künstliche Befruchtung einer menschlichen Eizelle außerhalb des mütterlichen Körpers;

Herstellung menschlicher Embryonen zu Versuchszwecken, gedacht wurde besonders an die Prüfung einer Arzneimittelverträglichkeit und an Fragen sogenannter Pharmakokinetik;

native menschliche Embryonen sollen nicht länger als 14 Tage in vitro am Leben gehalten werden dürfen; Ausnahmen bedürften einer Sondererlaubnis.

Andererseits sind Tiefkühlkonservierungen menschlicher Keimlinge bis zu 10 Jahren durchaus vorgesehen, und zwar mit allen, auch rechtlichen Konsequenzen nach Reanimation und Implantation.

Mensch-Tier-Hybriden aber sollen nur bis zum Zweizellenstadium gezüchtet werden dürfen.

Länger als 10 Jahre konserviert gewesene Keimlinge unterliegen nicht mehr dem Verfügungsrecht der Donatoren. Die Situation ist dann ähnlich wie in den Fällen, in denen die Spender, oder auch nur einer von Ihnen, während dieser Jahre verstorben sein sollte.

Bei Fremdinsemination darf ein Samenspender nur Vater von höchstens 10 Kindern werden.

Für die Juristen reizvolle Fragen hängen mit den Begriffen „Leihmutterschaft" und „Mietmutterschaft" zusammen.

Ich verweise sodann auf die *Debatte im Rahmen des 88. Deutschen Ärztetages* am 15. Mai 1985

    über extracorporale Befruchtung und
    Embryo-Transfer

zur Behandlung von Fertilitätsstörungen (Dtsch. Ärzteblatt 82 S. 3757, *1985*). In den „Richtlinien zur Durchführung von in vitro-Fertilisation und Embryo-Transfer als Behandlungsmethode der menschlichen Sterilität", erarbeitet durch eine Kommission des Wissenschaftlichen Beirats der Bundesärztekammer, werden *Voraussetzungen und Bedingungen* genannt, die für alle Untersuchungen auch an nicht transferierten menschlichen Embryonen unerläßlich sind.

Ist menschliches Leben Gegenstand der Forschung, dann muß der Forscher selbst die Verpflichtung, Grenzen zu ziehen, erkennen und danach handeln. Die Kommission hat daher in den von ihr vorgelegten Richtlinien für die Arbeiten an frühen menschlichen Embryonen „Schranken" gesetzt. Diese gründen sich auf die „gesellschaftlichen Wertvorstellungen über die Schutzwürdigkeit frühen menschlichen Lebens". Die Einhaltung der Richtlinien wird durch eine freiwillige Selbstbindung der Wissenschaftler garantiert.

In Anbetracht der erheblichen ethischen Einwände gegen die Erzeugung menschlicher Embryonen ausschließlich zu Forschungszwecken ist in den Richtlinien ein grundsätzliches Verbot ausgesprochen worden.

Wir machen hier ein Zäsur. Wir wenden uns der Frage zu, *was Ethik eigentlich sei:* Ich kann hier und heute nur Haltepunkte ansprechen. Auf die „Vorvergangenheit" der Begriffsbildung kann ich nicht eingehen. „Die Problematik kann nicht sachgerecht" behandelt werden, so lange man glaubt, man könnte sie „handstreichartig" lösen. Also, Schritt für Schritt:

Ethik im *antiken Sinne* bezieht sich primär auf die Frage nach dem wahren Glück; sie schließt sekundär die moralischen Aspekte mit ein (TUGENDHAT 1984). ARISTOTELES lehrte: Diejenigen Handlungen sind gut, die von einem guten Menschen begangen werden; wer unmoralisch handelt, handelt gegen die besseren Gründe! Über das wahre Glück kann nur das Glück selbst entscheiden! *Und hieran knüpft KANT an,* indem er lehrt: Glückseligkeit ist der Zustand eines vernünftigen Wesens, dem es im ganzen seiner Existenz nach Wunsch und Willen geht! – Es ist ein Urbedürfnis des Menschen, die eigene Existenz in einen begreifbaren Zusammenhang einzuordnen (HEINTZELER 1981). Unsere sterbliche Verfassung – warum ist uns nicht ewiges Leben beschieden (?) – liegt auf uns mit aller Härte, aber auch Weisheit. Denn ohne sie gäbe es nicht die ewig neue Verheißung der Frische, der Ursprünglichkeit oder des Eifers der Jugend (JONAS 1981). Ethik ist ein kritischer Punkt, vor allem der Theologie, besonders der evangelischen (HERTZ et al. 1978; LÄMMERMANN 1982; EBELING 1982; T. RENDTORFF 1982).

Die ethische Frage ist zu einer Frage nach der Verfassung der menschlichen Lebenswelt geworden. Ethik kann als *Handlungsorientierung* angesprochen werden (HÜBNER 1981). In den Kreisen der römischen Kirche erhielt sich eine von Grund auf Thomistische Interpretation des Naturrechtsgedankens. Dieser sollte für die Vernunft einsehbar bleiben. WARD, in Cambridge, schrieb im gegebenen Zusammenhang, das Naturrecht rechtfertige moralische Prinzipien, und zwar kraft vernünftiger Entdeckung natürlicher menschlicher Neigungen! Und ERWIN DEUTSCH in Göttingen (1981) ergänzt: Ethik und Recht seien Verhaltensnormen, die einander überlappen, in aller Regel aber einander nicht widersprechen. Immerhin galt seit WALTER JELLINEK in Heidelberg: Das Recht verlangt ein Mindestmaß an Sittlichkeit, das Recht impliziert nur ein ethisches Minimum!

Wir hatten im November 1981 in Heidelberg ein Symposium *„Recht und Ethik in der Medizin".* Es wurde an mehreren Tagen um die Klärung sogenannter Grundsatzfragen gerungen. Die Auffassung des Göttinger Strafrechtlers HANS-LUDWIG SCHREIBER fand lebhafte Beachtung: Ethik stehe sehr häufig und gerade bei uns in einem „rechtsfreien" Raum. Sie sei dennoch gegeben, sie solle uns leiten und verpflichten. Andererseits müsse man sich hüten, ethisches Handeln als Folge einer „Moralisierung" zu verstehen. Eine zu weit getriebene Moralisierung, – so das damalige Verhandlungsresultat –, sei gleichbedeutend mit einem „neuen Totalitarismus".

Man darf vielleicht *vereinfachend* so sagen: Ethik hat es mit dem inneren Verhalten, das Recht mit dem äußeren des *medicus viator* zu tun. Und ich lasse den Bonner Moraltheologen FRANZ BÖCKLE (1984) sprechen: Der Wertbereich der Sittlichkeit ist umfassender als der des Rechtes!

Was *mir* am Herzen liegt, ist die Behandlung dessen, was wir Ethik nennen, aus der Sicht der *Neuen Anthropologie.* Sie fußt auf der doctrina geminae naturae humanae, auf der Lehre von der geist-seelischen und zugleich körperlichen Natur des Menschen; sie reicht zurück in das 16. sc, auf PARACELSUS und vor allem auf VAN HELMONT (PAGEL 1980): Vidi in visione mentem meam figura humana („Ich sah in einem Traumgesicht meinen Geist in Menschengestalt"). Dieser *Janus bifrons* ist unser Wesen und macht es so schwierig, geistige Fragen, die mit unserer Körperlichkeit zusammenhängen – nämlich Bio-Ethik und ärztliche Ethik – einigermaßen brauchbar zu beantworten. Bitte haben sie noch ein wenig Geduld.

Was ist nun mit meinem eigenen Fache und mit der Medizin als Wissenschaft? Über den Wechsel der Anschauungen in der Pathologie (MARCHAND 1882), über die Grundlinien einer Logik der Physiologie als reiner Naturwissenschaft (RICKER 1912) wird seit langem gerungen. Eine wertneutrale Wissenschaft hat es nie gegeben (LINK 1981).

Bei dem Anwachsen der Kenntnisse über die *molekularbiologischen Funktionen* des gesunden und des gestörten Lebens haben wir oft den Überblick über die Zusammenhänge, über die Ganzheit oder, wie ich das früher nannte (1972), die „Innerlichkeit" verloren. Heute scheint die Natur des Menschen ein Teil seiner Kultur geworden zu sein. Uns bewegt die Frage, ob hier nicht eine Grenze der klassischen Ethik und ihrer Antwortmöglichkeiten erreicht ist.

Die Machtsteigerung des *Experimentalmediziners* als eine subtotale wissenschaftliche Selbstverfügung führt zur Mystifizierung der reellen Gegebenheiten und bedeutet, wie ich fürchte, den Tod der Ethik, – *wenn wir nicht aufmerksam sind!* Wenn das Kriterium der Machbarkeit zur Idee der Wahrheit erhoben wird, ist der Lebensnerv der Ethik durchschnitten. Jedenfalls, und das zu betonen ist mir wichtig, die überlieferte Ethik ist in ihren Fragestellungen und Kategorien, besonders aus der kritischen Sicht der zeitgenössischen Philosophie (TUGENDHAT 1984), den aktuellen Bedingungen nicht immer gewachsen!

Tatsächlich sind auch diese Erfahrungen älter als man denken sollte. Der Iatrochemiker JOHANN RUDOLF GLAUBER (1604–1670) prägte in Wertheim am Main – wohl um 1651 – die Empfehlung:

„Thue nicht alles, was Du kannst,
sag nicht alles, was Du weißt,
Glaub nicht alles, was Du hörst!"

Ich möchte meinen Auftrag einer Lösung näherbringen und einige Bemerkungen machen:

Über die Stellung des Menschen in der Natur,
über die Vulnerabilität des genus homo als solchem;
über einen möglichen Denkansatz, der uns aus den Schwierigkeiten befreien könnte.

Wenn man seine Gedanken ordnen will, soll man getrost auf KANT zurückgreifen. KANT erläuterte, alles Interesse unserer Vernunft hinge *an* und kreise *um* drei Fragen:

Was kann ich wissen?
Was soll ich tun?
Was darf ich hoffen?

Die Zugehörigkeit des Menschen zur sogenannten Biosphäre ist und bleibt unbestritten (HÜBNER 1981). Unser Leben bleibt Teil des größeren Zusammenhanges alles irdischen Lebens und ist natürlich eingebettet in die Entwicklung des Universums. Für die Gestaltung unseres Lebens ist die Erwartung der Zukunft konstitutiv, – für die species aber auch das Individuum! Die Evolution scheint, soweit wir sehen können, kein eigentliches Ziel zu verfolgen (HEINTZELER 1981). Um so wichtiger ist es, daß der Mensch versucht, seine heute weiter denn jemals verbreitete Orientierungslosigkeit zu überwinden. Die *Idee* der Evolution wirkt seit DARWIN irgendwie zusammenführend und ordnend (ALTNER 1981). Dabei spielen „Zufall" und „Notwendigkeit" die entscheidende Rolle. Zufall und Regel sind die Elemente des Spiels (EIGEN und WINKLER 1975). In der Biologie spielt das Auftauchen irreversibler Prozesse eine faszinierende Rolle. Dadurch entstehen Strukturen, die weit von einem Gleichgewicht im Sinne der physikalischen Chemie entfernt sind. So verstanden bedeutet Evolution das Aufscheinen verwickelter Zusammenhänge. Irreversibilität ist ein wesentlicher Charakterzug der Selbstorganisation (PRIGOGINE 1980). Andererseits muß gesagt werden: Trotz eines hohen Grades an Variabilität des Stoffumsatzes müssen belebte Systeme auch invariate Eigenschaften besitzen. Bestimmte Klassen biologischer Makromoleküle und deren geordnete Wechselbeziehungen sind die chemischen Invariaten des Lebens. Lebende Systeme sind thermodynamisch offene Systeme.

Nach dem zweiten Hauptsatz der Wärmelehre strebt ein isoliertes Materiensystem immer den Gleichgewichtszustand maximaler Entropie, d.h. einer minimalen Ordnung an. Derlei kann nur durch exogene Zufuhr energiereicher Materie verhindert werden.

Die *Kardinaleigenschaften* organismischer Strukturen sind *Selbstreproduktivität* und *Mutabilität*. Die Einhaltung einer gewissen Reproduktionsgenauigkeit ist erforderlich, wenn nicht die in Jahrmillionen akkumulierte biologische Information zerfließen soll (KÜPPERS 1980/81). Eben hier liegt eine Achillesferse. Der Verlauf der Evolution erstreckt sich über etwa 4,5 Milliarden Jahre. Das Selektionsverhalten ist kein Gesetz ausschließlich der Biologie, d. h. kein Axiom des Lebens. Es wird grundsätzlich auch in der sogenannten unbelebten Natur beobachtet. Die Mineralogen und Petrographen wissen vieles hierzu zu sagen.

Erlauben Sie, daß ich den Eindruck einer beträchtlichen Evolutionsgeschwindigkeit durch ein Gleichnis von EDGAR DACQUÉ, dem Urgeschichts-Forscher in München und vor 50 Jahren, vertiefe.

Stellen Sie sich bitte die Entwicklungszeit unseres Planeten projiziert auf das Kalenderbild eines einzigen Jahres vor. Der Urknall fällt in die Stunde 0.00 zu Beginn des gedachten 1. Januar. Die Wirbeltiere, und zwar die Fische, treten frühestens im Oktober, die Säugetiere in den letzten 10 Tagen des hypothetischen Jahres auf. Der heutige Mensch, der vielleicht 90 000 Jahre zurückreicht, würde in die letzten Stunden des zu Ende gehenden Jahres, und wir selbst würden in die allerletzten Minuten zu plazieren sein.

Wenn die *evolutionäre Geschwindigkeit* eine verhältnismäßig große ist, erscheint die Vulnerabilität des Erbgutes ebenfalls beachtlich. Schon HEITLER meinte 1962, daß es leichter sei, mit Hilfe der Wissenschaft Leben zu schädigen, als Leben zu erhalten. Erkenntnis und Ethik dürfen nicht beziehungslos nebeneinanderstehen (EIGEN und WINKLER 1975). Der Mensch ist weder ein Irrtum der Natur, noch sorgt diese automatisch für dessen Überleben. Also müssen *wir* uns um die Erhaltung der „humanen Substanz" bekümmern. Damit sind wir wieder bei der Ethik.

Weite Kreise unseres Volkes, vielfach Menschen einer besonderen weltanschaulichen Bindung, sprechen gern von „Bio-Ethik" als einer „Sonderethik" (DEGGELLER 1981). Dabei werden viele Dinge disparater Charaktere in einen Topf gesteckt:

Genmanipulation,
Humanexperimente,
künstliche Insemination,
Abtreibung,
Organtransplantation,
Sterbehilfe, ja selbst
Arzneimittelprüfungen.

LICHTENBERG hatte einmal gesagt: „Es ist fast unmöglich, die Fackel der Wahrheit durch ein Gedränge zu tragen, ohne jemandem den Bart zu sengen" (GRADMANN 1970). Ich halte es daher lieber mit dem Altmeister der Ethikforschung ALBERT SCHWEITZER (1923). Er betonte einst: Ethik sei keine Wissenschaft; Wissenschaft sei lediglich die *Geschichte* sogenannter Ethik. Im Grunde hatten weder das alte Israel, noch die frühe christliche Kirche eine definierte Ethik. Sie bedurften dieser nicht, denn der Dekalog sorgte für Ordnung. In der Wirklichkeit des heutigen Alltags kann aber kein Mensch ohne ehtische Theorie ethisch handeln (RITSCHL 1981). Und ich bemühe ALBERT SCHWEITZER noch einmal, jetzt aus seiner „Leben-Jesu-Forschung" (1951): Das lebendige Nebeneinander und Ineinander der von philosophischem Denken, kritischem Empfinden, historischer Anschauung und religiösem Fühlen erfüllte Suchen, ohne welches eine wirkliche Einsicht in das Wesen der Ethik nicht möglich ist, findet sich *so* nur in dem deutschen Gemüt! sic.

Damit bin ich bei der *dritten KANTschen Frage:*

Was darf ich hoffen?

Die Ethik des wissenschaftlich arbeitenden Arztes, sei er Kliniker oder Pathologe, gehört in die Gruppe dessen, was man philosophische Anthropologie nennen könnte. Die hiernach orientierte *anthropologische Ethik* gilt als anerkannte wissenschaftliche Methode, weil sie sich bestimmter *Aporien* bedienen muß.

> porus = der Kanal; aporie = kein Kanal, kein Weg, daher Ausweglosigkeit. Aporien sind Knoten, Knüpfungen von Problemen, die gleich einem gordischen Knoten nur durch Kunstgriff „gelöst" werden können. „Wer den Knoten nicht kennt, kann ihn nicht lösen", sagen die Alten.
> Diejenigen, die sich mit der philosophischen Anthropologie beschäftigen, möchten die Aporien dadurch lösen, daß sie den Gesamtrahmen verändern, in dem der Knoten als solcher entstanden ist und beschwerlich wurde. Die Aporie in unserem Bezug, ich nenne nur eine hauptsächliche, ist der Organbegriff oder der des Organismus, schließlich das Phänomen der „organismischen Betrachtung".

Wissenschaft begründet nichts „Letztes", sie entdeckt „Wege" und gibt „Vorletztes" frei. Die Medizin hat in den vergangenen 100 Jahren zweimal einen *Panoramawandel* erfahren (SCHIPPERGES 1982):

> Um 1880 bediente sich die Heilkunde als Wissenschaft eines reduzierten Modelldenkens;
> um 1980 ist die Medizin weder eine angewandte Naturwissenschaft noch eine systemverändernde Sozialwissenschaft, sondern einfach eine empirisch begründete Handlungswissenschaft sui generis geworden.

Man hat die Situation des Menschen in der Hochzivilisation als „artifiziell" bezeichnet. Sie sei durch den Problemdruck bestimmt, den die hochentwickelte Technik dadurch hervorgerufen habe, daß die Trennung von Erkennen und Handeln vielfach unmöglich geworden ist, – jedenfalls in der modernen Klinik und dann für den Arzt, *oder* für den Experimentator, *oder* für den experimentell arbeitenden Pathologen. Wir haben im Hinblick auf den Plan der Schöpfung Gottes Willen usurpiert, aber wir haben selbstverständlich nicht seine Einsicht erworben.

So kommt es, daß sich die zeitgenössische experimentelle Medizin im Verband der wissenschaftlichen Heilkunde manche Frage gefallen lassen muß. Die Notwendigkeit der Rechtfertigung beginnt, defensiven Charakter anzunehmen. Ethische Konflikte, etwa der modernen Genetik, werden auf dem Wege der Güterabwägung zu lösen versucht (LINK 1981). HELMUT THIELICKE (1976) hat in seinem Buche „Mensch sein – Mensch werden" ausgeführt, der Mensch der Neuzeit habe *drei Demütigungen* hinnehmen müssen:

durch KOPERNIKUS   – der Mensch stand fortan nicht mehr im Mittel-
                          punkt der Welt, er war zur Randfigur geworden;
durch DARWIN   – der Mensch ist im letzten Grunde ein höheres
                          Tier, „ein Gehirntier mit noch etwas dazu";
durch SIGMUND   – Komplexe unbewußter Triebe steuern unser Le-
FREUD   ben. sic!

Das ist sicher alles richtig. Allein, Richtigkeit und Wahrheit machen einen Unterschied. Denn die Sorge um die Zukunft, die „Heuristik der Furcht", wie das
HANS JONAS (1980) nennt, hilft uns. Homo faber triumphiert über homo sapiens! Die kritische Verletzlichkeit der Natur durch die *techne* erscheint uns als
novum, denn sie macht die Biosphäre als Ganzes zum *Treugut* des *einsichtigen*
Menschen.

Ich muß ein letztes Mal zu KANT zurück. Sein *kategorischer Imperativ* könnte
lauten: Handle so, daß die Wirkungen Deiner Handlung nicht zerstörerisch sind
für die künftigen Möglichkeiten! – Warum wir eine Verpflichtung demgegenüber
besitzen, was derzeit noch nicht eingetreten ist, ist logisch nicht ganz leicht zu
begründen. JONAS meint, man müsse die KANTsche Ethik als *Gesinnungsethik*
gelten lassen. Er meint weiter, man habe sich einer Zukunftsethik zu befleißigen.
Denn man müsse der Unheilsprophezeiung mehr Gehör schenken als der Heils-
prophezeiung. Es gelte, Unendliches zu bewahren, denn es sei auch Unendliches
zu verlieren. Um es kurz zu machen: Keine überlieferte Ethik belehrt uns *zuver-
lässig* über die *Normen* von Gut und Böse. Gut und Böse, Gott und Teufel, Him-
mel und Hölle setzen einander logisch voraus (JØRGENSEN 1980).

Insofern Krankheitsforschung klinische Medizin oder pathologische Anatomie ist, insofern *sie beobachtend, messend und registrierend* arbeitet, kann sie
nicht aktiv in die Gestaltung prospektiven Geschehens größerer Dimensionen
eingreifen. Das will sie natürlich auch nicht. Insoweit sie aber aus der Summe
der erarbeiteten Tatsachen *Perspektiven* gewinnt, ist sie verpflichtet zu sprechen.
Insofern Krankheitsforschung als Lehre vom gestörten Leben des Experimentes
bedarf, muß sie sich mit dem Komplex aller an das „Problem Ethik" heranrei-
chenden Tatsachen vertraut machen. Hier setzen die Überlegungen zur Theorie
des menschlichen Verhaltens ein.

Die Verheißungen der modernen Technik sind in Drohung umgeschlagen. Der
Marxismus hat im Bunde mit der Technik die Utopie zum ausdrücklichen Ziel
erhoben (JONAS 1979). Technischer Fortschritt allein kann aber, wie FRANZ
BÖCKLE (1984) meint, keinen Sinn stiften und keine bleibenden Werte setzen.
Das Bekenntnis der Unantastbarkeit der Menschenwürde ist Grundlage und
Ausgangspunkt unserer Rechtsordnung. Recht und Sittlichkeit haben ihren gemeinsamen Existenzgrund. Der ontologische Grund liegt in der „personalen Natur" des Menschen. Der Kern der Menschenwürde ist die sittliche Freiheit
(BÖCKLE 1984). Man kann dies mit RAESCHKE (1981) auch so sagen: Ethik ist
ein Phänomen der Würde des Menschen. Diese Würde liegt darin, anderes handeln zu können, als es die Norm der Gesellschaft vorschreibt! – Soweit, – so
scheint es –, so gut!

Leider ist die Problemlage komplizierter: Die gegenwärtige Philosophie in
Deutschland wird durch das Erbe der Existenzphilosophie bestimmt. Wir sind

ein wenig mißtrauisch geworden gegen das, was in den Grenzen der Vernunft darstellbar ist. Die Frage, was Philosophie eigentlich sei, wird aus der Verklammerung gelöst, in der sie sich seit DESCARTES mit der Wissenschaft befunden hatte. Für NIETZSCHE und KIERKEGAARD bedeutet Philosophie ein Erkennen, ein Auslegen. Pragmatismus und Existenzphilosophie suchen ein Verhältnis zur Wirklichkeit (LIPPS 1954). Allein, Wahrheit darf nicht zu letztgültiger Wirklichkeit hypostasiert und aufgebauscht werden. Wahrheit liegt in der Lösung und Klärung von Situationen. Hierbei ist uns HEIDEGGER hilfreich. Denn in seinem Buche „Sein und Zeit" macht er klar: Unser Dasein ist uns nicht gegeben, sondern *auf*gegeben; Dasein meldet sich als Befindlichkeit; Zeitlichkeit expliziert sich als *ineins* mit dem Dasein.

Für uns Mediziner ist es nicht einfach zu folgen. Hören wir doch zwischen den Zeilen HEIDEGGERS die lange vergessene Stimme von NIETZSCHE: Mich zu verstehen, ist eine Auszeichnung, die verdient werden muß!

Aus dem *Existentialismus* ist der *Strukturalismus* geworden (ALTWEGG 1984). Sein Sprecher ist MICHAEL FOUCAULT aus Poitiers. Er verkündet die „Ethik der Freiheit in einer Kultur des Ich", und er meint „die individuelle Freiheit, die die Verantwortung für den anderen einschließt". Und unser Heidelberger Physiologe und Sozialmediziner HANS SCHAEFER (1981) betont: Ethos ist immer nur in Freiheit vollziehbar!

Wir machen wieder ein Zäsur und versuchen, *verständlicher* zu werden: RUDOLF GROSS in Köln hat (1984) die „Spannung zwischen Technologie und Ethik im ärztlichen Beruf" freigelegt. Er spricht von einem *„technologischen Imperativ"* und einem *„ethischen Imperativ"*.

Die technologischen Fortschritte seien charakterisiert durch

> die Molekularbiologie,
> die Gentechnologie,
> die Computertechnologie,
> die bildgebenden computergestützten Verfahren,
> die monoklonalen Antikörper.

Alle zusammen würden Nutzanwendung und weitere Entwicklung gebieterisch verlangen, repräsentierten also in summa den technologischen Imperativ. Der ethische hänge dagegen mit folgenden Forderungen zusammen:

> die ärztliche Ethik sei ganz und gar auf den Kranken ausgerichtet, also eine praktische;
> Diagnostik und Therapie dürften nur insoweit betrieben werden, als man sie selbst verstehe;
> Aktionen, die außerhalb des eigenen Vermögens lägen, müßten denen überlassen werden, die sie beherrschen;
> Befunde müßten objektiv erhoben und mitgeteilt werden; ein Wunschdenken dürfe nicht induziert werden;
> es dürften keine Heilverfahren angewendet werden, von deren Wert man selbst und als Arzt nicht fest überzeugt sei; operative Interventionen dürften niemals gefährlicher sein als diejenigen Gesundheitsstörungen, deretwegen sie eingesetzt würden.

GROSS zitiert dann noch ein Wort des verstorbenen Präsidenten KENNEDY: „Fragen Sie nicht, was die Ethik zur Medizin beitragen kann, sondern was die Medizin zur Ethik beiträgt"!

Was uns genaugenommen veranlaßt, um ärztliche Ethik, um Bio-Ethik, um eine Verhaltenslehre des Menschen zu ringen, ist die *Sorge um die Zukunft.* Hat das Menschengeschlecht eine Zukunft, wie wird sich diese gestalten, werden wir unseren erlernten Beruf auch in kommenden Generationen in einer der Würde des uns anvertrauten „Subjektes" angemessenen Weise ausüben können?

Ethik von „Ethos" vermittelt durch seinen semantischen Spielraum von Grundhaltung und einzelnen Verhaltensweisen die Spannweite von Einzelnem und Ganzem. Deshalb nötigt das Wort Ethos, die Vielfalt der zu verantwortenden Lebensäußerungen auf die Einheit des Sittlichen hin zu bedenken, – worin auch immer diese bestehen mag. Für die philosophische Ethik ist die Absicht konstitutiv, mit Hilfe einer Theorie die Bestimmung des Sittlich-Guten zu emanzipieren und eben dadurch das Wesen des Sittlichen schärfer zu bestimmen (EBELING 1982).

Die Entschleierung der Wahrheit ist ohne Divergenz der Meinungen nicht denkbar (A. V. HUMBOLDT), weil die Wahrheit nicht in ihrem ganzen Umfange, auf einmal und von allen zugleich, erkannt wird!

Wir sprachen von HANS JONAS und seiner „Verantwortungsethik". Die Frage der Verantwortungsethik nach dem sittlich richtigen Handeln ist letztlich immer eine Frage nach der in einer bestimmten Konstellation richtigen Abwägung der konkurrierenden Güter und Werte. Das Problem der Güterordnung ist die Voraussetzung für eine Güterabwägung. Der christliche Glaube differenziert den sittlichen Anspruch durch Klärung des Menschenbildes.

Philosophische Ethik und theologische Ethik sind zueinander komplementär. Die ärztliche Ethik kann sich aus ihrer inneren Verzahnung mit jenen nicht herauslösen. Experimente an und mit menschlichen Keimlingen, Chancen und Risiken gentechnologischer Anwendungen sind durch eine ständige Folgenabschätzung zu prüfen (DOERR 1982; BÖCKLE 1984; STARLINGER 1984). Sie wissen, daß der Deutsche Bundestag am 29. 6. 1984 die Errichtung einer Enquête-Kommission beschlossen hat, um sogenannte Zielkonflikte gentechnologischer Arbeiten zu entscheiden.

Seit Monaten berichtet die Presse über den Stand der Abgrenzung gentechnologischer Arbeiten. In einem Sonderheft der *Zschr. Medizinrecht* (4. Jahrgg. Heft 5, S. 229–282) zum *Deutschen Juristentag,* September *1986,* wurden viele Fragen erörtert:

Die Würde des werdenden Lebens in vitro;
Zeugung im Reagenzglas;
Rechtliche Probleme der Leihmutterschaft;
Der Fötus als Patient;
In-vitro-Fertilisation als Leistung der gesetzlichen Krankenkassen;
Grenzen der Behandlungspflicht bei schwerstgeschädigten Neugeborenen.

Im Fortgang des Semesters werden wir alle eine größere Klarheit gewinnen. Man soll nicht den zweiten Schritt vor dem ersten tun.

Der wissenschaftliche Fortschritt verdoppelt sich alle 10 Jahre komplett (DOERR 1969). Die Ansammlung unseres Wissens wächst im Sinne einer mathematischen Reihe. Mathematik ist so richtig, so logisch, wie menschliches Denken überhaupt richtig und logisch sein kann; sie ist das Muster der menschlichen Begriffsbildung (KOPPELMANN 1929). Wir greifen den Entwicklungstrend der Menschheit wie auf einer Kurve ab, welche durch die gedankliche Verlängerung der Kausalverknüpfungen aus der Vergangenheit in die Zukunft führt.

Die große Verheißung des unbegrenzten Fortschrittes, – die Aussicht auf Unterwerfung der Natur und auf materiellen Überfluß, die Aussicht auf das größtmögliche Glück der größtmöglichen Zahl der Mitmenschen und auf uneingeschränkte persönliche Freiheit –, eben diese Verheißung mußte der Einsicht des Ausbleibens der Mehrzahl aller Wunschziele weichen. Man sprach von einem *Trauma durch Enttäuschung* (WILD 1984). Mehr noch: Die moderne Technologie hat dem Menschen diejenige Art von Arbeit abgenommen, die er am liebsten verrichtete: nützliche, schöpferische Arbeiten, die ihm viele Aufgaben gegeben hatten und die ihm Freude bereiteten. Die Menge an wirklicher Muße, die eine menschliche Gemeinschaft hat, steht im umgekehrten Verhältnis zur Menge der im Einsatz befindlichen sogenannten arbeitsparenden Maschinen. Die Technik der Einsparung an menschlichen Verrichtungen durch einen differenzierten Maschinenpark hat einen unerwarteten kontraproduzenten Effekt.

Andererseits: Das „Prinzip Verantwortung" von JONAS als Gallionsfigur des zeitgenössischen „Ethikschiffes" verlangt zu viel an „self-control"; es führt, wenn es ernst genommen wird, zu einem Immobilismus, nämlich zu einer Verneinung jeder Innovation. Wer jeden Irrtum vermeiden will, darf nie etwas Neues versuchen (WILD 1984). Der Fortschrittsbegriff ist homo sapiens sapiens, also dem genus homo vom Typus Cromagnon, d.h. seit mindestens 20 000 Jahren immanent. Es ist ausgeschlossen, auf das Risiko eines Fortschrittes verzichten zu können. *Wenn unser Leben einen Sinn haben soll,* dann brauchen wir ein bißchen Utopie, wir brauchen Glauben und Vertrauen. Wir können zwar die Komplexität der modernen Lebensformen nicht abbauen, aber wir können guten Willens bleiben.

Die kurativ arbeitende klinische Medizin, die diagnostische und experimentelle Pathologie unterliegen

praktisch der ärztlichen Verantwortung.
wissenschaftlich der Ethik einer anthropologischen Medizin.

Einer besonderen Bio-Ethik bedürfen wir sicher nicht. Zufall, Glück, Torheit sind die großen Ausgleicher im Gang des menschlichen Lebens. Sie wirken wie eine Entropie, denn sie führen zu Indifferenz und Trägheit. Der entfesselte Prometheus ruft nach einer Ethik. Sie kann nur durch Arbeit am Phänomen und Verantwortung gegen den Mitmenschen gestaltet, mit Inhalt erfüllt *und* ertragen werden.

Die Sorge um die Zukunft macht die Biosphäre als Ganzes zum Treugut des Einsichtigen. Erlauben Sie, daß ich mit den Worten VERGILS schließe:

„Felix qui potuit rerum cognoscere causas"
(Selig, wer es vermocht zu erkennen die Gründe der Dinge),

„Atque metus omnis et in exorabile fatum subjecit pedibus strepitumque Acherontis avari"
(und wer jegliche Furcht und das unerbittliche Schicksal unter die Füße trat und das Toben des gierigen Hades).

Glücklich der Arzt, der dies begreift und danach handelt!

Literatur

Altner G (1981) Tod, Ewigkeit und Überleben. Quelle und Meyer, Heidelberg
Altner G (1982) Darwin – Evolutionstheorie und Theologie. Anstöße 2, S. 72
Altwegg J (1984) Empörung gegen die vorschreibende Vernunft. Michel Foucaults Auseinandersetzung mit den Erben der Aufklärung. FAZ, Nr. 249 (3. November 1984)
Aristoteles cf. Tugendhat l c S. 33 und 69
Bertalanffy Lv (1937) Das Gefüge des Lebens. B. G. Teubner, Leipzig und Berlin
Bertalanffy Lv (1970) Biologie und Weltbild. In: M. Lohmann: Wohin führt die Biologie? Hanser, München
Bischof N (1970) Verstehen und Erklären in der Wissenschaft vom Menschen. In: M. Lohmann: Wohin führt die Biologie? Hanser, München, S. 175
Boeckle F (1982) Zur Ethik des medizinischen Fortschritts aus der Sicht der Theologie. In: W. Doerr, Wg. Jacob und A. Laufs: Recht und Ethik in der Medizin. Springer, Berlin-Heidelberg-New York, S. 25
Boeckle F (1984) Gentechnologie – heute. Grundlagen und Anwendungen aus ethischer Sicht. Pathologe 5:293
Boll F (1920) Vita Contemplativa. Festrede zum 10-jährigen Stiftungsfest der Heidelberger Akademie der Wissenschaften (am 24. April 1920). S.ber. Heidelb. Akad. Wissenschaften, Philosoph. histor. Klasse, Jahrgg. 1920 8. Abhandlung. C. Winter, Heidelberg
Buber M (1982) Das Problem des Menschen. Heidelberg: Lambert Schneider, 5. Auflage
Bultmann R (1952) Glauben und Verstehen. J. C. B. Mohr (Paul Siebeck), Tübingen, Bd. II
Deggeller L (1982) „Bio-Ethik" – Sonderethik? In: W. Doerr, Wg. Jacob und A. Laufs: Recht und Ethik in der Medizin. Springer, Berlin-Heidelberg-New York, S. 197
Deutsch E (1982) Theorie der Aufklärungspflicht des Arztes. In: W. Doerr, Wg. Jacob und A. Laufs: Recht und Ethik in der Medizin. Springer, Berlin-Heidelberg-New York, S. 92
Dilthey W (1973) Der Aufbau der geschichtlichen Welt in den Geisteswissenschaften. Vandenhoeck und Ruprecht, Göttingen, 6. Auflage
Doerr W (1969) Futuristische Aspekte einer Allgemeinen Pathologie. Heidelberger Jahrbücher 13:1
Ebeling G (1982) Zum Verhältnis von Dogmatik und Ethik. Zschr ev Ethik 26:10
Eigen M, Winkler R (1975) Das Spiel. Naturgesetze steuern den Zufall. Piper, München-Zürich
Ethik (1897) Meyers Konversationslexikon. Leipzig und Wien: Bibliographisches Institut, Bd. 6, S. 1
Ethik (1968) Großer Brockhaus. Verlag Brockhaus, Wiesbaden
Gradmann H (1970) Menschsein ohne Illusion. E. Reinhardt-Verlag, München-Basel
Gross R (1984) Der Arzt zwischen Technologie und Ethik. Deutsches Ärzteblatt 81 Nr. 49/5 December
Gugel KF (1956) Johann Rudolf Glauber 1604–1670. Leben und Werk. Mainfränkische Hefte 22
Heintzeler W (1981) Der Mensch im Kosmos – Krone der Schöpfung oder Zufallsprodukt? Seewald, Stuttgart
Heitler W (1962) Der Mensch und die naturwissenschaftliche Erkenntnis. F. Vieweg, Braunschweig, 2. Auflage
Hertz A, Korff W, Rendtorff T, Ringeling H (1978) Handbuch der christlichen Ethik. Freiburg-Basel-Wien: Herder. Mohn, Gütersloh, 2 Bände

Hoagland H (1967) Möglichkeiten der Verhaltenssteuerung. In: R. Jungk und H. J. Mundt: Modelle für eine neue Welt. Das umstrittene Experiment: Mensch. Kurt Desch, München-Wien-Basel S. 327

Hübner J (1981) Zur Ethik genetischer Beratung. Theologisch-ethische Aspekte technischer Möglichkeiten in der modernen Medizin. Zschr f evangel Ethik 25:102

Hübner J (1981) Wissenschaft, Glaube und Ethik Ev Theol 41:507

Humboldt Av (1958) zitiert nach Verh. 100 Tagg. d. Dtsch. Ges. Naturforscher u. Ärzte 1958 (Klin Wschr)

Jørgensen S (1980) Ethik und Gerechtigkeit. Vandenhoeck und Ruprecht, Göttingen

Jonas H (1980) Das Prinzip Verantwortung. Insel-Verlag, Frankfurt/Main

Jonas H (1982) Philosophische Betrachtungen über Versuche an menschlichen Subjekten. In: W. Doerr, Wg. Jacob und A. Laufs: Recht und Ethik in der Medizin. Springer, Berlin-Heidelberg-New York, S. 3

Jünger E (1974) Zahlen und Götter. Klett, Stuttgart

Jünger FG (1969) Die vollkommene Schöpfung. Natur oder Wissenschaft? Vittorio Klostermann, Frankfurt/Main

Kant I (1952) Die drei Kriterien (Nachdruck) Kroner, Stuttgart, S. 124

Koppelmann W (1929) Muß sich die Logik nach der Mathematik oder die Mathematik nach der Logik richten? Annalen d Philosophie 8:169

Küppers B-O (1980/81) Evolution im Reagenzglas. mannheimer forum Boehringer GmbH, Mannheim, S. 47

Lämmermann G (1982) Ethische Implikationen und sozial-ethische Themen der kirchlichen Erwachsenenbildung. Zschr ev Ethik 26:366

Link C (1981) Die Herausforderung der Ethik durch die Humangenetik. Zschr ev Ethik 25:84

Lipps H (1954) Die Wirklichkeit des Menschen. Vittorio Klostermann, Frankfurt/Main

Lipps H (1977) Die Verbindlichkeit der Sprache. Vittorio Klostermann, Frankfurt/Main, 3. Auflage. (Nachdruck)

Mann G (1982) Darwinismus – Mensch und Gesellschaft. Anstöße 2, S. 59

Marchand F (1882) Über den Wechsel der Anschauungen in der Pathologie. Enke, Stuttgart

Marx W (1972) Einführung von Aristoteles' Theorie vom Seienden. Rombach, Freiburg

Mitteilungen des Ministeriums für Wissenschaft und Kunst des Landes Baden-Württemberg (1984) 4, S. 22

Nierhaus G (1981) Ludwig von Bertalanffy 1901–1972. Sudhoffs Archiv 65:144–172

Pagel W (1980) Gedanken zur Paracelsus-Forschung und zu van Helmont. Ansprache zur Verleihung des Paracelsusringes der Stadt Villach 1979. Salzburger Beiträge z Paracelsusforschung Wien XXI S. 11–19

Portmann A (1961) Die Evolution des Menschen im Werk von Teilhard de Chardin. Rhein-Verlag, Zürich-Stuttgart, S. 385

Portmann A (1970) Entläßt die Natur den Menschen? Piper, München

Portmann A (1974) An den Grenzen des Wissens. Econ, Wien und Düsseldorf

Prigogine I (1980/81) Zeit, Entropie und der Evolutionsbegriff in der Physik. mannheimer forum Boehringer GmbH, Mannheim, S. 9

Rendtorff T (1982) Zum ethischen Sinn evangelischer Theologie – Ein Diskussionsbeitrag. Zschr ev Ethik 26:19

Ricker G (1912) Grundlinien einer Logik der Physiologie als reiner Naturwissenschaft. F. Enke, Stuttgart

Ritschl D (1981) Die Herausforderung von Kirche und Gesellschaft durch medizinisch-ethische Probleme. Ev Theologie 41:483

Rotta H, Schmid R (1967) Der mögliche Entwicklungstrend der Menschheit. Naturwissenschaftl Rundschau 20:278

Schaefer H (1982) Medizinische Ethik – Ein gesellschaftliches Problem. In: W. Doerr, Wg. Jacob und A. Laufs: Recht und Ethik in der Medizin. Springer, Berlin-Heidelberg-New York, S. 187

Schipperges H (1980) Der Mensch wird geringer. Scheidewege 10:1

Schipperges H (1982) Die Zukunft der Medizin. Mutmaßungen eines Medizinhistorikers. Schweiz Ärztezeitung 63:59

Schreiber H-L (1982) Recht und Ethik. In: W. Doerr, Wg. Jacob und A. Laufs: Recht und Ethik in der Medizin. Springer, Berlin-Heidelberg-New York, S. 15
Schweitzer A (1923) Kultur und Ethik. C. H. Beck, München
Schweitzer A (1951) Geschichte der Leben-Jesu-Forschung. 6. Auflage. J. C. B. Mohr (Paul Siebeck), Tübingen
Schweitzer A (1974) Was sollen wir tun? Lambert Schneider, Heidelberg
Starlinger P (1984) Gentechnologie – heute und morgen. Pathologe 5:298
Staudinger Hj (1982) Darf die Forschung alles tun, was sie kann? Frankfurter Allgemeine Zeitung vom 12. Mai
Thielicke H (1976) Mensch sein – Mensch werden. Piper, München-Zürich
Tödt HE (1982) Zum Verhältnis von Dogmatik und theologischer Ethik. Zschr ev Ethik 26:29
Tugendhat E (1984) Probleme der Ethik. Ph. Reclam jun., Stuttgart
Uexküll Jv (1913) Bausteine zu einer biologischen Weltanschauung. Bruckmann, München
Uexküll Jv (1940) Bedeutungslehre. J. A. Barth, Leipzig
Utke AR (1980) Der Bioschock. Neue Biologie im Verhör. Hösel, München
Ward zitiert nach Ritschl
Wild W (1984) Das notwendende Vertrauen in die Technik. FAZ 10. November Nr. 255
Wuermeling H-B (1984) Zwischen Fortschritt und Sünde. FAZ vom 1. November

Schlußbetrachtung

Wilhelm Doerr

Theoretische Pathologie stellt die Form der Krankheitsforschung dar, die sich in besonderem Maße des „Schließens", d. h. der „Schlußfolgerungen" bedient, um aus gedanklichen oder gegenständlichen Erfahrungen Aussagen abzuleiten, welche Zusammenhänge freilegen. Die Folge der vorstehenden Untersuchungen scheint uns geeignet zu sein, erneut zu zeigen, was beabsichtigt ist.

Bekanntlich ist die Anlage des *Wirbeltierherzens* eine paarige, irgendwie vergleichbar mit den bilateralen Anlagen, z. B. der Lungen oder des Urogenitalapparates. So wie man halbseitige Aplasien, Hypogenesien, aber auch Atrophien, z. B. der Nieren, der Geschlechtswege, aber auch des bronchopulmonalen Systemes kennt, so müßte es, folgt man den „Analogien" der alten Anatomen (ETIENNE GEOFFROY-DE ST. HILAIRE), vergleichbare pathische Manifestationen am Herz-Kiemenarteriensystem und vielleicht im nervösen Zentralorgan geben.

Tatsächlich ist dies nicht der Fall: Denn die langen Leitungsbahnen vom Rückenmark zum Gehirn, von der Großhirnrinde zur Peripherie sind *gekreuzt.* Das gilt auch für die Blutführung vom Herzen „stromabwärts", aber auch aus der Peripherie zum Herzen zurück. Eine antimerale Unterentwicklung in des Wortes eigentlicher Bedeutung kann es also nicht geben. Dennoch existieren homonyme Hypoplasien sowohl des Zentralnervensystems als des Herzens. Allein diese Veränderungen sind erworben, d. h. funktionell entstanden, sie sind keine Vitia primae formationis.

Die These von H. BREDT, daß bestimmte Formen angeborener Herzfehler als Folge einer *antimeralen Atrophie* gedeutet werden dürften, ist vom Standpunkt funktioneller, besonders auch diagnostischer Betrachtung berechtigt, läßt sich aber aus der Entstehungsgeschichte nicht ableiten. Es hängt dies mit dem phylogenetischen Prinzip zusammen, das ALEXANDER SPITZER erkannt hatte, daß nämlich aortaler und pulmonaler Blutstromfaden einander überkreuzen müssen, anders eine Parallel- *und* Hintereinanderschaltung der Kreisläufe unmöglich ist. Ohne eine solche aber wären höhere Leistungen der Motorik und des Intellektes in der Wirbeltierreihe nicht zustandegekommen. Die Analyse der These von BREDT ist also ein Stück „kritischer Problemgeschichte".

VIRCHOWS Vorstellung vom Wesen der Arteriosklerose kann ohne Kenntnis seiner Lehre von der parenchymatösen Entzündung nicht verstanden werden. Es ist faszinierend, daß unsere Altvorderen das frühzeitige Auftreten von Fettkügelchen im Inneren der Zellen des „aktiven" Bindegewebes der Schlagaderinnenhäute schon vor 150 Jahren gesehen und immer wieder abgebildet hatten.

Man kann natürlich die Berechtigung der Lehre VIRCHOWS, - Arteriosklerose sei im wesentlichen etwas Entzündliches –, nur verstehen, wenn man Entzündung als „parenterale Verdauung" (RÖSSLE 1923), d. h. als Stoffwechselstörung gelten läßt, deren bioplastische Wirkung darin besteht, das verlorengegangene „gewebliche Gleichgewicht" wieder herzustellen. Wenn man bedenkt, daß es Lipoproteine mit starker und solche mit geringer morphogenetischer Leistung gibt (SCHETTLER 1986), ja wenn man weiß, daß die abnorme Klonierung der Langhans-Wissler-Hofmann-Zellen durch exogene Bedingungen, ja z. B. durch Virusbefall verursacht werden *kann* (PENN et al. 1986), dann gibt es keinen wirklichen Grund, VIRCHOWS Lehre von der Arteriosklerose nicht gelten zu lassen. Moderne Kritiker verweise ich auf ASCHOFFS Abhandlung in VIRCHOWS Archiv Bd. 235.

Wer jemals ernstlich in die Gedankenwelt der Altvorderen eingetaucht ist, entdeckt zu seiner nicht geringen Verwunderung, daß F. D. v. RECKLINGHAUSEN durch seinen sonst kaum bekannt gewordenen elsässischen Schüler HELMSTEDTER zwei klärende Aussagen hinterlassen hat: Die eine bringt eine überzeugende Definition dessen, was man „Aneurysma" nennen darf, die andere präzisiert PEACOCKS „weakest point" der Arterienwände, nämlich die elastischen Fasern. Nur dort, wo diese brechen, beginnt die Desintegration der Arterienwand. Sie kann als einfache „Angiomalazie" (R. THOMA) persistieren, sie kann eine Ektasie, eine umschriebene Aussackung, aber auch eine Disruption zur Folge haben. Das, was ich 1963 „elastisch-muskuläre Kontaktpunkte" nannte, hatte HELMSTEDTER 80 Jahre vorher „entdeckt". Es ist also wirklich schwierig, originell zu sein.

Im Jahre 1975 hatte ich gemeinsam mit W. JACOB und TH. NEMETSCHEK über den Begriff des Krankhaften aus der Sicht des Pathologen berichtet. Dabei hatten wir uns mit GRUBERS grundsätzlichen Arbeiten auseinandergesetzt. Nach GRUBER ist das „Krankhafte" umfänglicher als die „Krankheit". Denn Krankheit bedeutet „Störung der Gesundheit", das Krankhafte aber meint die Gesamtheit aller aus der Variationsbreite gestaltlicher und funktioneller Lebensäußerungen herausfallender Erscheinungen. 1979 erhielt ich Kenntnis von dem in diesem Bändchen wiedergegebenen Aufsatz GEORG B. GRUBERS. Heute, wo man ohne „Systemtheorie", „Entropieregel" und „Schrödingersche Gleichung" nicht auskommen zu können glaubt, mögen die schlichten Darlegungen GRUBERS vielleicht nicht durchaus zeitgemäß erscheinen. Wenn ich mich gleichwohl entschlossen habe, GRUBERS Zeilen zu veröffentlichen, so nicht nur aus einem echten Gefühl wohl temperierter Pietät gegenüber dem Meister und Freund, sondern um zu zeigen, wie durch schlichte Worte und Beispiele komplizierte Sachverhalte charakterisiert werden können. Möge der Leser von der Lauterkeit dieser Denkweise einen bleibenden Eindruck gewinnen.

Wer die naturwissenschaftliche Leistung GEORG BÜCHNERS abmessen will, – natürlich nicht die als Dichter, Dramatiker und Sozialrevolutionär –, wird beeindruckt sein von der Eigenständigkeit des wissenschaftlichen Weges. Er verfolgte im Zusammenhang mit seiner Arbeit über die „Schädelnerven" das *Homologieprinzip,* wie es von GEOFFROY-DE ST. HILAIRE und J. W. GOETHE geschaffen und von LORENZ OKEN, freilich überschießend, fast ein wenig „exaltiert" angewendet wurde, – obwohl er durch DUVERNOY aus der Schule von GEORGES CUVIER, dem großen Gegenspieler GEOFFROYS, hervorgegangen war. Mit anderen Worten: BÜCHNER wäre von Gott- und Rechts- wegen verpflichtet gewesen, auf dem Boden der „reinen" Lehre durch „Ordnen" und „Sammeln" die Tatsachen ohne Deutung der Herkunft der Objekte aneinander zu reihen. Allein, er machte sich frei, und DUVERNOY tolerierte das (!) –, *und* er untersuchte „wie Sukzessives ein Simultanes sein könnte". Dies ist eine Großtat. Denn BÜCHNER war heimatlos und ohne Mittel. Es wäre verzeihlich gewesen, wenn er sich ausschließlich nach der Schule von CUVIER gerichtet hätte. BÜCHNER aber war ein *eigenständiger* Charakter, ein geistig freier Mensch. Niemand weiß, wie sich seine Beziehungen zu den Straßburger Lehrern entwickelt hätten, wäre er nicht mit 23½ Jahren gestorben. Auch mit OKEN hätte es Spannungen gegeben, die Temperamente waren zu divergierend. Ich sehe BÜCHNERs bleibendes Verdienst als *vergleichender Anatom* darin, daß er auf die „offenen Grenzen" zwischen spinalen und okzipitalen Nerven aufmerksam gemacht hatte, auf ein Grenzland der Entwicklung des Wirbeltierkopfes, das in erdgeschichtlichen Zeiten bis zur Stunde nicht zur Ruhe gekommen ist. Welche „Doktorarbeit" hätte jemals einen über 150 Jahre anhaltenden heuristischen Impuls gesetzt? „Die neuere Einsicht in den metameren Bau des Kopfes hat den ‚innersten Kern von GOETHES großem Gedanken' bestätigt" (PEYER 1950), an dieser Bestätigung mitgewirkt zu haben, ist BÜCHNERs bleibende Leistung (WOHLBOLD 1924; HELMIG 1950; DÖHNER 1967).

Auf der Pathologentagung, Göttingen 1982, hatte ich mich über „Bio-Ethik" äußern dürfen. Seither bin ich immer wieder gebeten worden zu sagen, was der Pathologe unter Ethik versteht. Ich bekenne mich zu ALBERT SCHWEITZER. Für das schlichte Gemüt des um christliche Erkenntnis ernstlich Bemühten genügt der *Dekalog*. Aber derlei muß, so verlangt dies die akademische Jugend heute, „bewiesen" werden. Dieser Nachweis gelingt nur, wenn dem kritischen Leser ein weiter Wanderweg zugemutet wird.

Insoweit Pathologie *ärztlich* betrieben wird, kommt sie um eine Auseinandersetzung mit ethischen Grundfragen nicht herum, insoweit sie reine Biologie ist, kann es keine fachspezifischen ethischen Aspekte geben. Sie bleibt aber wie jede echte Wissenschaft den Gesetzen der Wahrhaftigkeit verpflichtet.[1]

Literatur

Bredt H (1935) Formdeutung und Entstehung des mißgebildeten menschlichen Herzens. Virchows Archiv 296:114
Doerr W (1963) Perfusionstheorie der Arteriosklerose. Georg Thieme, Stuttgart
Doerr W, Jacob W, Nemetschek TH (1975) Über den Begriff des Krankhaften aus der Sicht des Pathologen. Internist 16:4
Döhner O jun (1967) Georg Bücherns Naturforschung. I D phil Marburg
Geoffroy-de St. Hilaire E (1818) Philosophie anatomique Mequignon-Marvis, Paris
Gruber GB (1969) cf. Diepgen, P., Gruber, G. B., Schadewaldt, H.: Der Krankheitsbegriff, seine Geschichte und Problematik. Handb Allg Path Springer, Berlin-Heidelberg-New York, Bd. I S. 1
Helmig H (1950) Der Morphologe Georg Büchner (1813–1837. In Diss med Basel
Helmstedter F (1873) Du mode déformation des anévrysmes spontanées. I D med Strasbourg

---

Psalm 119 Vers 165.

Oken L (1807) Über die Bedeutung der Schädelknochen. Ein Programm beim Antritt der Professur an der Gesamtuniversität zu Jena. Jena 1807. Joh. Christ. Gottfr. Göpferdt, Bamberg und Würzburg

Penn A, Garte SJ, Warren L, Nesta D, Mindich B (1986) Transforming gene in human atherosclerotic plaque DNA. Proc Natl Acad Sci USA 83:7951-7955

Peyer B (1950) Goethes Wirbeltheorie des Schädels. Vierteljahresschrift der Naturforschenden Gesellschaft in Zürich, Jahrgang 94, Kommissionsverlag Gebr. Fretz AG, Zürich, Beiheft 2/3

Rössle R (1923) Referat über Entzündung. Verh dtsch path Ges 19:18

Schettler G (1986) Der Stoffwechsel der Plasmalipoproteine und seine Bedeutung für die Pathogenese der Arteriosklerose. S'ber. Heidelb. Akademie der Wissenschaften, mathem-naturw Kl Abh 2

Spitzer A (1921) Über die Ursachen und Mechanismen der Zweiteilung des Wirbeltierherzens. Roux' Archiv Entwicklungsmechanik der Organismen 45:686 (1919) und 47:510

Thoma R (1895) Über das elastische Gewebe der Arterienwand und die Angiomalacie. Verh dtsch Kongr Inn Med 13:465

Wohlbold H (1924) Die Wirbelmetamorphose des Schädels von J. W. v. Goethe und Lorenz Oken. Pflüger, München